KETO SIRLARI 2022

KİLO VERMEK VE DAHA ENERJİK OLMAK İÇİN EN LEZZETLİ TARİFLER

TUANA UTKU

İçindekiler

Basit Ispanak Topları

Bu çok lezzetli bir keto partisi mezesi!

Hazırlama süresi: 10 dakika

Pişirme süresi: 12 dakika

Porsiyon: 30

İçindekiler:

- 4 yemek kaşığı eritilmiş ghee
- 2 yumurta
- 1 su bardağı badem unu
- 16 ons ıspanak
- 1/3 su bardağı beyaz peynir, ufalanmış
- ¼ çay kaşığı hindistan cevizi, öğütülmüş
- 1/3 su bardağı parmesan, rendelenmiş
- Damak zevkinize göre tuz ve karabiber
- 1 yemek kaşığı soğan tozu
- 3 yemek kaşığı krem şanti
- 1 çay kaşığı sarımsak tozu

Talimatlar:

1. Blender'ınızda ıspanağı ghee, yumurta, badem unu, beyaz peynir, parmesan, hindistan cevizi, krem şanti,

tuz, karabiber, soğan ve sarımsak biber ile karıştırın ve iyice karıştırın.

2. Bir kaseye aktarın ve dondurucuda 10 dakika bekletin
3. 30 ıspanak topunu şekillendirin, astarlı bir fırın tepsisine yerleştirin, 350 derece F'de fırına verin ve 12 dakika pişirin.
4. Ispanak toplarını soğumaya bırakın ve bir parti meze olarak servis yapın.

Zevk almak!

Beslenme:kalori 60, yağ 5, lif 1, karbonhidrat 0.7, protein 2

Sarımsaklı Ispanaklı Sos

Bu keto meze ıspanağı daha da çok sevdirecek!

Hazırlama süresi: 10 dakika

Pişirme süresi: 35 dakika

Porsiyon: 6

İçindekiler:

- 6 dilim pastırma
- 5 ons ıspanak
- ½ fincan ekşi krema
- 8 ons krem peynir, yumuşak
- 1 ve ½ yemek kaşığı maydanoz, doğranmış
- 2.5 ons parmesan, rendelenmiş
- 1 yemek kaşığı limon suyu
- Damak zevkinize göre tuz ve karabiber
- 1 yemek kaşığı sarımsak, kıyılmış

Talimatlar:

1. Bir tavayı orta ateşte ısıtın, pastırmayı ekleyin, çıtır çıtır olana kadar pişirin, kağıt havlulara aktarın, yağı boşaltın, ufalayın ve bir kapta bir kenara bırakın.

2. Aynı tavayı pastırma yağı ile orta ateşte ısıtın, ıspanağı ekleyin, karıştırın, 2 dakika pişirin ve bir kaba aktarın.
3. Başka bir kapta krem peyniri sarımsak, tuz, karabiber, ekşi krema ve maydanozla karıştırın ve iyice karıştırın.
4. Pastırma ekleyin ve tekrar karıştırın.
5. Limon suyu ve ıspanak ekleyin ve her şeyi karıştırın.
6. Parmesan ekleyin ve tekrar karıştırın.
7. Bunu ramekinlere bölün, 350 derece f'deki fırına verin ve 25 dakika pişirin.
8. Fırını kızdırıp 4 dakika daha pişirin.
9. Krakerlerle servis yapın.

Zevk almak!

Beslenme:kalori 345, yağ 12, lif 3, karbonhidrat 6, protein 11

mantar meze

Bu mantarlar çok lezzetli!

Hazırlama süresi: 10 dakika

Pişirme süresi: 20 dakika

Porsiyon: 5

İçindekiler:

- ¼ fincan mayonez
- 1 çay kaşığı sarımsak tozu
- 1 küçük sarı soğan, doğranmış
- 24 ons beyaz mantar kapakları
- Damak zevkinize göre tuz ve karabiber
- 1 çay kaşığı köri tozu
- 4 ons krem peynir, yumuşak
- ¼ fincan ekşi krema
- ½ fincan Meksika peyniri, rendelenmiş
- 1 su bardağı karides, pişmiş, soyulmuş, ayıklanmış ve doğranmış

Talimatlar:

1. Bir kapta mayonez tozunu sarımsak tozu, soğan, köri tozu, krem peynir, ekşi krema, Meksika peyniri,

karides, tuz ve karabiber ile tadına göre karıştırın ve iyice çırpın.

2. Mantarları bu karışımla doldurun, bir fırın tepsisine yerleştirin ve 20 dakika boyunca 350 derece F'deki fırında pişirin.
3. Bir tabağa dizip servis yapın.

Zevk almak!

Beslenme:kalori 244, yağ 20, lif 3, karbonhidrat 7, protein 14

Basit Ekmek Çubukları

Bu harika keto atıştırmalığına bir şans vermelisin!

Hazırlama süresi: 10 dakika

Pişirme süresi: 15 dakika

Porsiyon: 24

İçindekiler:

- 3 yemek kaşığı krem peynir, yumuşak
- 1 yemek kaşığı psilyum tozu
- ¾ su bardağı badem unu
- Mikrodalgada 30 saniye eritilmiş 2 su bardağı mozzarella peyniri
- 1 çay kaşığı kabartma tozu
- 1 yumurta
- 2 yemek kaşığı İtalyan baharatı
- Damak zevkinize göre tuz ve karabiber
- 3 ons çedar peyniri, rendelenmiş
- 1 çay kaşığı soğan tozu

Talimatlar:

1. Psyllium tozunu badem unu, kabartma tozu, tuz ve karabiber ile bir kapta karıştırın ve çırpın.

2. Krem peynir, eritilmiş mozzarella peyniri ve yumurtayı ekleyip elinizle hamur kıvamına gelene kadar karıştırın.
3. Bunu bir fırın tepsisine yayın ve 24 çubuk halinde kesin.
4. Üzerlerine soğan tozu ve İtalyan baharatı serpin.
5. Çedar peyniri serpin, 350 derece F'de fırına koyun ve 15 dakika pişirin.
6. Onlara bir keto atıştırması olarak servis yapın!

Zevk almak!

Beslenme:kalori 245, yağ 12, lif 5, karbonhidrat 3, protein 14

italyan köftesi

Bu İtalyan tarzı meze %100 keto!

Hazırlama süresi: 10 dakika

Pişirme süresi: 6 dakika

Porsiyon: 16

İçindekiler:

- 1 yumurta
- Damak zevkinize göre tuz ve karabiber
- ¼ fincan badem unu
- 1 pound hindi eti, öğütülmüş
- ½ çay kaşığı sarımsak tozu
- 2 yemek kaşığı güneşte kurutulmuş domates, doğranmış
- ½ su bardağı mozzarella peyniri, rendelenmiş
- 2 yemek kaşığı zeytinyağı
- 2 yemek kaşığı fesleğen, doğranmış

Talimatlar:

1. Bir kapta hindiyi tuz, karabiber, yumurta, badem unu, sarımsak tozu, kurutulmuş domates, mozzarella peyniri ve fesleğen ile karıştırın ve iyice karıştırın.

2. 12 adet köfte şekli verin, orta ateşte sıvı yağ ile bir tavayı kızdırın, köfteleri bırakın ve her iki yüzünü de 2'şer dakika pişirin.
3. Bir tabağa dizip servis yapın.

Zevk almak!

Beslenme:kalori 80, yağ 6, lif 3, karbonhidrat 5, protein 7

Parmesanlı Kanat

Bunlar tüm aileniz tarafından takdir edilecektir!

Hazırlama süresi: 10 dakika

Pişirme süresi: 24 dakika

Porsiyon: 6

İçindekiler:

- 6 kiloluk tavuk kanadı, ikiye bölünmüş
- Damak zevkinize göre tuz ve karabiber
- ½ çay kaşığı İtalyan baharatı
- 2 yemek kaşığı ghee
- ½ su bardağı rendelenmiş parmesan peyniri
- Bir tutam kırmızı pul biber, ezilmiş
- 1 çay kaşığı sarımsak tozu
- 1 yumurta

Talimatlar:

1. Tavuk kanatlarını astarlı bir fırın tepsisine yerleştirin, 425 derece F'de fırına verin ve 17 dakika pişirin.
2. Bu arada ghee'yi peynir, yumurta, tuz, karabiber, pul biber, sarımsak tozu ve İtalyan baharatıyla karıştırın ve iyice karıştırın.

3. Tavuk kanatlarını fırından çıkarın, çevirin, fırını açın ve 5 dakika daha pişirin.
4. Tavuk parçalarını tekrar fırından çıkarın, üzerlerine sosu dökün, iyice kaplayın ve 1 dakika daha pişirin.
5. Onlara hızlı bir keto meze olarak servis yapın.

Zevk almak!

Beslenme:kalori 134, yağ 8, lif 1, karbonhidrat 0,5, protein 14

Peynir çubukları

Bu keto meze ağzınızda eriyecek!

Hazırlanma zamanı:1 saat 10 dakika

Pişirme süresi: 20 dakika

Porsiyon: 16

İçindekiler:

- 2 yumurta, çırpılmış
- Damak zevkinize göre tuz ve karabiber
- 8 mozzarella peyniri ipi, ikiye bölünmüş
- 1 su bardağı parmesan, rendelenmiş
- 1 yemek kaşığı İtalyan baharatı
- ½ su bardağı zeytinyağı
- 1 diş sarımsak, kıyılmış

Talimatlar:

1. Bir kapta parmesanı tuz, karabiber, İtalyan baharatı ve sarımsakla karıştırın ve iyice karıştırın.
2. Başka bir kaseye çırpılmış yumurtaları koyun.
3. Mozzarella çubuklarını önce yumurta karışımına sonra peynir karışımına batırın.

4. Tekrar yumurta ve parm karışımına bulayıp 1 saat buzlukta bekletin.
5. Bir tavayı sıvı yağ ile orta hararetli ateşte kızdırın, peynirleri ekleyin, bir tarafı altın rengi olana kadar kızartın, ters çevirin ve diğer tarafını da aynı şekilde pişirin.
6. Onları bir tabağa koyun ve servis yapın.

Zevk almak!

Beslenme:kalori 140, yağ 5, lif 1, karbonhidrat 3, protein 4

Lezzetli Brokoli Çubukları

Tüm arkadaşlarınızı bu keto mezesini tatmaya davet etmelisiniz!

Hazırlama süresi: 10 dakika

Pişirme süresi: 20 dakika

Porsiyon: 20

İçindekiler:

- 1 yumurta
- 2 su bardağı brokoli çiçeği
- 1/3 su bardağı çedar peyniri, rendelenmiş
- ¼ fincan sarı soğan, doğranmış
- 1/3 su bardağı panko galeta unu
- 1/3 su bardağı İtalyan ekmek kırıntısı
- 2 yemek kaşığı maydanoz, doğranmış
- Bir damla zeytinyağı
- Damak zevkinize göre tuz ve karabiber

Talimatlar:

1. Bir tencereyi orta ateşte suyla ısıtın, brokoliyi ekleyin, 1 dakika buharda pişirin, süzün, doğrayın ve bir kaseye koyun.

2. Yumurta, kaşar peyniri, panko ve İtalyan galeta unu, tuz, karabiber ve maydanozu ekleyip her şeyi iyice karıştırın.
3. Bu karışıma elinizle şekil vererek yağladığınız fırın tepsisine dizin.
4. Fırında 400 derece F'de tanıtın ve 20 dakika pişirin.
5. Bir tabağa dizip servis yapın.

Zevk almak!

Beslenme:kalori 100, yağ 4, lif 2, karbonhidrat 7, protein 7

domuz pastırması

Bu özel ve çok lezzetli keto atıştırmalıkını denemekten korkmayın!

Hazırlama süresi: 15 dakika

Pişirme süresi:1 saat 20 dakika

Porsiyon: 16

İçindekiler:

- ½ çay kaşığı tarçın, öğütülmüş
- 2 yemek kaşığı eritritol
- 16 pastırma dilimi
- 1 yemek kaşığı hindistan cevizi yağı
- 3 ons bitter çikolata
- 1 çay kaşığı akçaağaç özü

Talimatlar:

1. Bir kapta tarçını eritritol ile karıştırın ve karıştırın.
2. Yağlı kağıt serilmiş fırın tepsisine pastırma dilimlerini dizin ve üzerlerine tarçın karışımı serpin.
3. Pastırma dilimlerini ters çevirin ve üzerlerine tekrar tarçın karışımı serpin.
4. Fırında 275 derece F'de tanıtın ve 1 saat pişirin.

5. Orta ateşte yağı bir tencerede ısıtın, çikolatayı ekleyin ve eriyene kadar karıştırın.
6. Akçaağaç özü ekleyin, karıştırın, ateşten alın ve biraz soğumaya bırakın.
7. Pastırma dilimlerini fırından çıkarın, soğumaya bırakın, her birini çikolata karışımına batırın, parşömen kağıdına koyun ve tamamen soğumaya bırakın.
8. Soğuk servis yapın.

Zevk almak!

Beslenme:kalori 150, yağ 4, lif 0.4, karbonhidrat 1.1, protein 3

Taco Bardakları

Bu taco bardakları mükemmel bir parti mezesi!

Hazırlama süresi: 10 dakika

Pişirme süresi: 40 dakika

Porsiyon: 30

İçindekiler:

- 1 pound sığır eti, öğütülmüş
- 2 su bardağı çedar peyniri, rendelenmiş
- ¼ su bardağı su
- Damak zevkinize göre tuz ve karabiber
- 2 yemek kaşığı kimyon
- 2 yemek kaşığı pul biber
- Servis için Pico de gallo

Talimatlar:

1. Kaşık parmesanı astarlı bir fırın tepsisine bölün, 350 derece F'deki fırına verin ve 7 dakika pişirin.
2. Peynirleri 1 dakika soğumaya bırakın, mini cupcake kalıplarına aktarın ve kuplara şekil verin.
3. Bu arada bir tavayı orta ateşte ısıtıp etleri ilave edin, karıştırarak rengi dönene kadar pişirin.

4. Su, tuz, karabiber, kimyon ve pul biberi ekleyip karıştırın ve 5 dakika daha pişirin.
5. Peynir kaplarına bölüştürün, pico de gallo ekleyin, hepsini bir tabağa aktarın ve servis yapın.

Zevk almak!

Beslenme:kalori 140, yağ 6, lif 0, karbonhidrat 6, protein 15

Lezzetli Tavuk Yumurta Ruloları

Bunlar tam da ihtiyacınız olan şeyler! Bu en iyi keto partisi mezesi!

Hazırlanma zamanı:2 saat 10 dakika

Pişirme süresi: 15 dakika

Porsiyon: 12

İçindekiler:

- 4 ons mavi peynir
- 2 su bardağı tavuk, pişmiş ve ince doğranmış
- Damak zevkinize göre tuz ve karabiber
- 2 yeşil soğan, doğranmış
- 2 kereviz sapı, ince doğranmış
- ½ su bardağı domates sosu
- ½ çay kaşığı eritritol
- 12 adet yumurta sarısı
- Sebze yağı

Talimatlar:

1. Bir kapta tavuk etini beyaz peynir, tuz, karabiber, yeşil soğan, kereviz, domates sosu ve tatlandırıcı ile karıştırın, iyice karıştırın ve 2 saat buzdolabında bekletin.

2. Yumurta sarıcılarını bir çalışma yüzeyine yerleştirin, tavuk karışımını üzerlerine bölün, yuvarlayın ve kenarlarını kapatın.
3. Orta yüksek ateşte bitkisel yağ ile bir tavayı ısıtın, yumurta rulolarını ekleyin, altın rengi olana kadar pişirin, ters çevirin ve diğer tarafını da pişirin.
4. Servis tabağına alıp servis yapın.

Zevk almak!

Beslenme:kalori 220, yağ 7, lif 2, karbonhidrat 6, protein 10

Hellimli Peynir Kızartması

Bunlar çok gevrek ve keyifli!

Hazırlama süresi: 10 dakika

Pişirme süresi: 5 dakika

Porsiyon: 4

İçindekiler:

- 1 su bardağı marinara sosu
- 8 ons hellim peyniri, hafifçe kurutulmuş ve dilimlenmiş patates kızartması
- 2 ons don yağı

Talimatlar:

1. Orta yüksek ısıda donyağı olan bir tavayı ısıtın.
2. Hellim parçalarını ekleyin, kapatın, her iki tarafını 2'şer dakika pişirin ve kağıt havlulara aktarın.
3. Fazla yağı boşaltın, bir kaseye aktarın ve yanında marinara sosuyla servis yapın.

Zevk almak!

Beslenme:kalori 200, yağ 16, lif 1, karbonhidrat 1, protein 13

jalapeno cips

Bunları evde yapmak çok kolay!

Hazırlama süresi: 10 dakika

Pişirme süresi: 25 dakika

Porsiyon: 20

İçindekiler:

- 3 yemek kaşığı zeytinyağı
- 5 jalapeno, dilimlenmiş
- 8 ons parmesan peyniri, rendelenmiş
- ½ çay kaşığı soğan tozu
- Damak zevkinize göre tuz ve karabiber
- Servis için tabasco sosu

Talimatlar:

1. Bir kasede jalapeno dilimlerini tuz, karabiber, yağ ve soğan tozu ile karıştırın, kaplayın ve astarlı bir fırın tepsisine yayın.
2. Fırında 450 derece F'de tanıtın ve 15 dakika pişirin.
3. Jalapeno dilimlerini fırından çıkarın, soğumaya bırakın.
4. Bir kapta biber dilimlerini peynirle karıştırın ve iyice bastırın.

5. Tüm dilimleri başka bir yağlanmış fırın tepsisine dizin, tekrar fırına verin ve 10 dakika daha pişirin.
6. Jalapenoları soğumaya bırakın, bir tabağa alın ve yanında Tabasco sos ile servis yapın.

Zevk almak!

Beslenme:kalori 50, yağ 3, lif 0.1, karbonhidrat 0.3, protein 2

Lezzetli Salatalık Kapları

Gerçekten zarif ve lezzetli bir şeyi tatmaya hazır olun!

Hazırlama süresi: 10 dakika

Pişirme süresi: 0 dakika

Porsiyon: 24

İçindekiler:

- 2 salatalık, soyulmuş, ¾ inçlik dilimler halinde kesilmiş ve bazı tohumları çıkarılmış
- ½ fincan ekşi krema
- Tatmak için tuz ve beyaz biber
- 6 ons füme somon, kuşbaşı
- 1/3 fincan kişniş, doğranmış
- 2 çay kaşığı limon suyu
- 1 yemek kaşığı limon kabuğu rendesi
- Bir tutam acı biber

Talimatlar:

1. Bir kapta somonu tuz, karabiber, acı, ekşi krema, limon suyu ve kabuğu rendesi ve kişniş ile karıştırın ve iyice karıştırın.

2. Her salatalık kabını bu somon karışımıyla doldurun, bir tabağa koyun ve keto meze olarak servis yapın.

Zevk almak!

Beslenme:kalori 30, yağ 11, lif 1, karbonhidrat 1, protein 2

havyar salatası

Bu çok zarif! Çok lezzetli ve sofistike!

Hazırlama süresi: 6 dakika

Pişirme süresi: 0 dakika

Porsiyon: 16

İçindekiler:

- 8 yumurta, haşlanmış, soyulmuş ve çatalla ezilmiş
- 4 ons siyah havyar
- 4 ons kırmızı havyar
- Damak zevkinize göre tuz ve karabiber
- 1 sarı soğan, ince doğranmış
- ½ su bardağı mayonez
- Servis için bazı tost baget dilimleri

Talimatlar:

1. Bir kapta yumurta püresini mayonez, tuz, karabiber ve soğanla karıştırın ve iyice karıştırın.
2. Kızarmış baget dilimlerinin üzerine yumurta salatası sürün ve her birinin üzerine havyar koyun.

Zevk almak!

Beslenme:kalori 122, yağ 8, lif 1, karbonhidrat 4, protein 7

Marine Kebaplar

Bu bir yaz barbeküsü için mükemmel bir meze!

Hazırlama süresi: 20 dakika

Pişirme süresi: 10 dakika

Porsiyon: 6

İçindekiler:

- 1 kırmızı dolmalık biber, parçalar halinde kesilmiş
- 1 yeşil dolmalık biber, parçalar halinde kesilmiş
- 1 portakal dolmalık biber, parçalar halinde kesilmiş
- 2 pound sığır filetosu biftek, orta boy küpler halinde kesilmiş
- 4 diş sarımsak, kıyılmış
- 1 kırmızı soğan, parçalar halinde kesilmiş
- Damak zevkinize göre tuz ve karabiber
- 2 yemek kaşığı Dijon hardalı
- 2 ve ½ yemek kaşığı Worcestershire sosu
- ¼ fincan tamari sosu
- ¼ fincan limon suyu
- ½ su bardağı zeytinyağı

Talimatlar:

1. Bir kapta Worcestershire sosunu tuz, karabiber, sarımsak, hardal, tamari, limon suyu ve yağ ile karıştırın ve iyice çırpın.
2. Bu karışıma sığır eti, dolmalık biber ve soğan parçalarını ekleyin, üzerini kaplayın ve birkaç dakika bekletin.
3. Dolmalık biberi, kuşbaşı etleri ve soğan parçalarını şişlerin üzerine sırayla koyun, orta hararetli ateşte önceden ısıtılmış ızgaranızın üzerine koyun, her iki tarafını 5'er dakika pişirin, bir tabağa aktarın ve yaz ketosu meze olarak servis yapın.

Zevk almak!

Beslenme:kalori 246, yağ 12, lif 1, karbonhidrat 4, protein 26

Basit Kabak Ruloları

Bu basit ve çok lezzetli mezeyi bir an önce denemelisiniz!

Hazırlama süresi: 10 dakika

Pişirme süresi: 5 dakika

Porsiyon: 24

İçindekiler:

- 2 yemek kaşığı zeytinyağı
- 3 kabak, ince dilimlenmiş
- 24 fesleğen yaprağı
- 2 yemek kaşığı nane, doğranmış
- 1 ve 1/3 su bardağı ricotta peyniri
- Damak zevkinize göre tuz ve karabiber
- ¼ fincan fesleğen, doğranmış
- Servis için domates sosu

Talimatlar:

1. Kabak dilimlerini zeytinyağı ile fırçalayın, her iki tarafını da tuz ve karabiber serpin, orta ateşte önceden ısıtılmış ızgaraya koyun, 2 dakika pişirin, çevirin ve 2 dakika daha pişirin.

2. Kabak dilimlerini bir tabağa koyun ve şimdilik bir kenara bırakın.
3. Bir kapta ricotta peyniri, kıyılmış fesleğen, nane, tuz ve karabiber ile karıştırın ve iyice karıştırın.
4. Bunu kabak dilimlerinin üzerine yayın, bütün fesleğen yapraklarını da bölün, yuvarlayın ve yanında biraz domates sosuyla meze olarak servis yapın.

Zevk almak!

Beslenme:kalori 40, yağ 3, lif 0.3, karbonhidrat 1, protein 2

Basit Yeşil Kraker

Bunları yapmak gerçekten eğlenceli ve tadı harika!

Hazırlama süresi: 10 dakika

Pişirme süresi: 24 saat

Porsiyon: 6

İçindekiler:

- 2 su bardağı keten tohumu, öğütülmüş
- 2 su bardağı keten tohumu, geceden ıslatılmış ve süzülmüş
- 4 demet lahana, doğranmış
- 1 demet fesleğen, doğranmış
- ½ demet kereviz, doğranmış
- 4 diş sarımsak, kıyılmış
- 1/3 su bardağı zeytinyağı

Talimatlar:

1. Mutfak robotunuzda öğütülmüş keten tohumunu kereviz, lahana, fesleğen ve sarımsakla karıştırın ve iyice karıştırın.
2. Yağ ve ıslatılmış keten tohumu ekleyin ve tekrar karıştırın.

3. Bunu bir tepsiye yayın, orta boy krakerler halinde kesin, kurutucunuza koyun ve 24 saat boyunca 115 derece F'de yarıya kadar çevirerek kurutun.
4. Onları bir tabağa koyun ve servis yapın.

Zevk almak!

Beslenme:kalori 100, yağ 1, lif 2, karbonhidrat 1, protein 4

Peynir ve Pesto Terrine

Bu çok harika görünüyor ve tadı harika!

Hazırlama süresi: 30 dakika

Pişirme süresi: 0 dakika

Porsiyon: 10

İçindekiler:

- ½ fincan ağır krema
- 10 ons keçi peyniri, ufalanmış
- 3 yemek kaşığı fesleğen pesto
- Damak zevkinize göre tuz ve karabiber
- 5 adet kurutulmuş domates, doğranmış
- ¼ su bardağı çam fıstığı, kavrulmuş ve doğranmış
- 1 yemek kaşığı çam fıstığı, kavrulmuş ve doğranmış

Talimatlar:

1. Bir kapta keçi peynirini krema, tuz ve karabiber ile karıştırın ve mikser yardımıyla karıştırın.
2. Bu karışımın yarısını yağlanmış bir kaseye alın ve yayın.
3. Üzerine pesto sosunu ekleyip yayın.

4. Bir kat daha peynir ekleyin, ardından güneşte kurutulmuş domatesleri ve ¼ fincan çam fıstığını ekleyin.
5. Son bir kat peynir serpin ve üzerine 1 yemek kaşığı dolmalık fıstık serpin.
6. Buzdolabında biraz bekletip servis tabağına ters çevirerek servis yapın.

Zevk almak!

Beslenme:kalori 240, yağ 12, lif 3, karbonhidrat 5, protein 12

avokado salsa

Bunu tekrar tekrar yapacaksın! İşte bu kadar lezzetli!

Hazırlama süresi: 10 dakika

Pişirme süresi: 0 dakika

Porsiyon: 4

İçindekiler:

- 1 küçük kırmızı soğan, doğranmış
- 2 avokado, çekirdeksiz, soyulmuş ve doğranmış
- 3 jalapeno biberi, doğranmış
- Damak zevkinize göre tuz ve karabiber
- 2 yemek kaşığı kimyon tozu
- 2 yemek kaşığı limon suyu
- ½ domates, doğranmış

Talimatlar:

1. Bir kapta soğanı avokado, biber, tuz, karabiber, kimyon, limon suyu ve domates parçaları ile karıştırın ve iyice karıştırın.
2. Bunu bir kaseye aktarın ve keto meze olarak kızarmış baget dilimleri ile servis yapın.

Zevk almak!

Beslenme:kalori 120, yağ 2, lif 2, karbonhidrat 0.4, protein 4

Lezzetli Yumurta Cipsi

Herkesi etkilemek ister misin? O zaman bu cipsleri deneyin!

Hazırlama süresi: 5 dakika

Pişirme süresi: 10 dakika

Porsiyon: 2

İçindekiler:

- ½ yemek kaşığı su
- 2 yemek kaşığı parmesan, rendelenmiş
- 4 yumurta beyazı
- Damak zevkinize göre tuz ve karabiber

Talimatlar:

1. Bir kapta yumurta aklarını tuz, karabiber ve su ile karıştırın ve iyice çırpın.
2. Bunu bir muffin kalıbına dökün, üzerine peynir serpin, 400 derece F'deki fırına verin ve 15 dakika pişirin.
3. Yumurta akı cipslerini bir tabağa aktarın ve yanında bir keto sosu ile servis yapın.

Zevk almak!

Beslenme:kalori 120, yağ 2, lif 1, karbonhidrat 2, protein 7

Biber Kireç Cips

Bu krakerler harika lezzetleriyle sizi etkileyecek!

Hazırlama süresi: 10 dakika

Pişirme süresi: 20 dakika

Porsiyon: 4

İçindekiler:

- 1 su bardağı badem unu
- Damak zevkinize göre tuz ve karabiber
- 1 ve ½ çay kaşığı limon kabuğu rendesi
- 1 çay kaşığı limon suyu
- 1 yumurta

Talimatlar:

1. Bir kapta badem ununu limon kabuğu rendesi, limon suyu ve tuzu karıştırın ve karıştırın.
2. Yumurtayı ekleyin ve tekrar iyice çırpın.
3. Bunu 4 parçaya bölün, her birini bir top haline getirin ve ardından bir oklava ile iyice yayın.
4. Her birini 6 üçgene kesin, hepsini yağlı kağıt serili fırın tepsisine koyun, 350 derece F'deki fırına verin ve 20 dakika pişirin.

Zevk almak!

Beslenme:kalori 90, yağ 1, lif 1, karbonhidrat 0.6, protein 3

enginar Dip

O kadar zengin ve aromalı!

Hazırlama süresi: 10 dakika

Pişirme süresi: 15 dakika

Porsiyon: 16

İçindekiler:

- ¼ fincan ekşi krema
- ¼ fincan ağır krema
- ¼ fincan mayonez
- ¼ fincan arpacık, doğranmış
- 1 yemek kaşığı zeytinyağı
- 2 diş sarımsak, kıyılmış
- 4 ons krem peynir
- ½ su bardağı rendelenmiş parmesan peyniri
- 1 su bardağı mozzarella peyniri, rendelenmiş
- 4 ons beyaz peynir, ufalanmış
- 1 yemek kaşığı balzamik sirke
- 28 ons konserve enginar kalbi, doğranmış
- Damak zevkinize göre tuz ve karabiber
- 10 ons ıspanak, doğranmış

Talimatlar:

1. Bir tavayı orta ateşte ısıtın, arpacık soğanı ve sarımsağı ekleyin, karıştırın ve 3 dakika pişirin.
2. Ağır krema ve krem peynir ekleyin ve karıştırın.
3. Ayrıca ekşi krema, parmesan, mayonez, beyaz peynir ve mozzarella peyniri ekleyin, karıştırın ve ısıyı azaltın.
4. Enginar, ıspanak, tuz, karabiber ve sirkeyi ekleyip iyice karıştırın, ateşten alın ve bir kaba aktarın.
5. Lezzetli bir keto sosu olarak servis yapın.

Zevk almak!

Beslenme:kalori 144, yağ 12, lif 2, karbonhidrat 5, protein 5

Ketojenik Balık ve Deniz Ürünleri Tarifleri

Özel Balık Turtası

Bu gerçekten kremsi ve zengin!

Hazırlama süresi: 10 dakika

Pişirme süresi:1 saat 10 dakika

Porsiyon: 6

İçindekiler:

- 1 kırmızı soğan, doğranmış
- 2 somon filetosu, derisiz ve orta parçalar halinde kesilmiş
- 2 uskumru filetosu, derisiz ve orta parçalar halinde kesilmiş
- 3 mezgit filetosu ve orta parçalara kesilmiş
- 2 defne yaprağı
- ¼ su bardağı sıvıyağ+ 2 yemek kaşığı sıvıyağ
- 1 karnabahar başı, çiçekleri ayrılmış
- 4 yumurta
- 4 karanfil
- 1 su bardağı krem şanti
- ½ su bardağı su
- Bir tutam hindistan cevizi, öğütülmüş
- 1 çay kaşığı Dijon hardalı

- 1 su bardağı çedar peyniri, rendelenmiş+ ½ su bardağı çedar peyniri, rendelenmiş
- Biraz kıyılmış maydanoz
- Damak zevkinize göre tuz ve karabiber
- 4 yemek kaşığı chives, doğranmış

Talimatlar:

1. Tencereye biraz su koyun, biraz tuz ekleyin, orta ateşte kaynatın, yumurtaları ekleyin, 10 dakika pişirin, ocaktan alın, süzün, soğumaya bırakın, kabuklarını soyun ve dörde bölün.
2. Başka bir tencereye suyu koyun, kaynatın, karnabahar çiçeklerini ekleyin, 10 dakika pişirin, suyunu süzün, blendera aktarın, ¼ su bardağı sıvı yağı ekleyin, iyice çırpın ve bir kaba aktarın.
3. Bir tavaya krema ve ½ su bardağı suyu koyun, balıkları ekleyin, üzerini kaplayın ve orta ateşte ısıtın.
4. Soğan, karanfil ve defne yaprağı ekleyin, kaynatın, ısıyı azaltın ve 10 dakika pişirin.
5. Ateşten alın, balıkları bir fırın tepsisine aktarın ve bir kenara bırakın.
6. Balık soslu tavayı tekrar ısıtın, hindistan cevizi ekleyin, karıştırın ve 5 dakika pişirin.
7. Ateşten alın, karanfil ve defne yapraklarını atın, 1 su bardağı çedar peyniri ve 2 yemek kaşığı ghee ekleyin ve iyice karıştırın.
8. Fırın tepsisindeki balığın üzerine yumurta parçalarını yerleştirin.
9. Üzerlerine krema ve peynir sosu ekleyin, karnabahar püresi ile doldurun, kalan çedar peyniri, frenk soğanı ve

maydanozu serpin, 400 derece F'de 30 dakika fırına verin.

10. Pastayı dilimlemeden ve servis yapmadan önce biraz soğumaya bırakın.

Zevk almak!

Beslenme:kalori 300, yağ 45, lif 3, karbonhidrat 5, protein 26

Lezzetli Fırında Balık

Akşam yemeği için bu akşamın tadını çıkarmanız için kolay bir keto yemeği!

Hazırlama süresi: 10 dakika

Pişirme süresi: 30 dakika

Porsiyon: 4

İçindekiler:

- 1 pound mezgit balığı
- 3 çay kaşığı su
- 2 yemek kaşığı limon suyu
- Damak zevkinize göre tuz ve karabiber
- 2 yemek kaşığı mayonez
- 1 çay kaşığı dereotu otu
- Pişirme spreyi
- Bir tutam eski defne baharatı

Talimatlar:

1. Bir pişirme kabına biraz yemeklik yağ püskürtün.
2. Limon suyu, su ve balık ekleyin ve biraz kaplayın.
3. Tuz, karabiber, eski defne baharatı ve dereotu otu ekleyin ve tekrar fırlatın.

4. Mayonez ekleyin ve iyice yayın.
5. Fırında 350 derece F'de tanıtın ve 30 dakika pişirin.
6. Tabaklara paylaştırıp servis yapın.

Zevk almak!

Beslenme:kalori 104, yağ 12, lif 1, karbonhidrat 0,5, protein 20

inanılmaz tilapia

Bu harika yemek özel bir akşam için mükemmel!

Hazırlama süresi: 10 dakika

Pişirme süresi: 10 dakika

Porsiyon: 4

İçindekiler:

- 4 tilapia filetosu, kemiksiz
- Damak zevkinize göre tuz ve karabiber
- ½ su bardağı parmesan, rendelenmiş
- 4 yemek kaşığı mayonez
- ¼ çay kaşığı fesleğen, kurutulmuş
- ¼ çay kaşığı sarımsak tozu
- 2 yemek kaşığı limon suyu
- ¼ fincan ghee
- Pişirme spreyi
- Bir tutam soğan tozu

Talimatlar:

1. Bir fırın tepsisine pişirme spreyi püskürtün, üzerine tilapia koyun, tuz ve karabiber serpin, önceden ısıtılmış etlik ızgaraya koyun ve 3 dakika pişirin.

2. Balıkları diğer tarafa çevirin ve 3 dakika daha kızartın.
3. Bir kapta parmesanı mayonez, fesleğen, sarımsak, limon suyu, soğan tozu ve ghee ile karıştırın ve iyice karıştırın.
4. Bu karışıma balıkları ekleyin, iyice karıştırın, tekrar fırın tepsisine koyun ve 3 dakika daha pişirin.
5. Plakalara aktarın ve servis yapın.

Zevk almak!

Beslenme:kalori 175, yağ 10, lif 0, karbonhidrat 2, protein 17

Muhteşem Alabalık Ve Özel Sos

Sadece bu harika kombinasyonu denemelisin! Bu keto yemeği harika!

Hazırlama süresi: 10 dakika

Pişirme süresi: 10 dakika

Porsiyon: 1

İçindekiler:

- 1 büyük alabalık filetosu
- Damak zevkinize göre tuz ve karabiber
- 1 yemek kaşığı zeytinyağı
- 1 yemek kaşığı ghee
- 1 portakalın kabuğu ve suyu
- Bir avuç maydanoz, doğranmış
- ½ su bardağı ceviz, doğranmış

Talimatlar:

1. Bir tavayı orta hararetli ateşte kızdırın, balık filetosunu ekleyin, tuz ve karabiberle tatlandırın, her iki tarafını 4'er dakika pişirin, bir tabağa aktarın ve şimdilik sıcak tutun.

2. Aynı tavayı ghee ile orta ateşte ısıtın, cevizleri ekleyin, karıştırın ve 1 dakika kızartın.
3. Portakal suyu ve kabuğu rendesi, biraz tuz ve karabiber ve kıyılmış maydanoz ekleyin, karıştırın, 1 dakika pişirin ve balık filetosunun üzerine dökün.
4. Hemen servis yapın.

Zevk almak!

Beslenme:kalori 200, yağ 10, lif 2, karbonhidrat 1, protein 14

Harika Alabalık ve Ghee Sosu

Sosla balık çok yakışıyor! Bugün denemek zorundasın!

Hazırlama süresi: 10 dakika

Pişirme süresi: 10 dakika

Porsiyon: 4

İçindekiler:

- 4 adet alabalık filetosu
- Damak zevkinize göre tuz ve karabiber
- 3 çay kaşığı limon kabuğu rendesi, rendelenmiş
- 3 yemek kaşığı chives, doğranmış
- 6 yemek kaşığı tereyağı
- 2 yemek kaşığı zeytinyağı
- 2 çay kaşığı limon suyu

Talimatlar:

1. Alabalıkları tuz ve karabiberle tatlandırın, üzerine zeytinyağı gezdirin ve biraz masaj yapın.
2. Orta yüksek ısıda mutfak ızgaranızı ısıtın, balık filetolarını ekleyin, 4 dakika pişirin, çevirin ve 4 dakika daha pişirin.

3. Bu arada, orta ateşte tereyağı ile bir tavayı ısıtın, tuz, karabiber, frenk soğanı, limon suyu ve lezzet ekleyin ve iyice karıştırın.
4. Balık filetolarını tabaklara paylaştırın, üzerine ghee sosu gezdirin ve servis yapın.

Zevk almak!

Beslenme:kalori 320, yağ 12, lif 1, karbonhidrat 2, protein 24

kavrulmuş somon

Bunu özel bir firsat için sunmaktan çekinmeyin!

Hazırlama süresi: 10 dakika

Pişirme süresi: 12 dakika

Porsiyon: 4

İçindekiler:

- 2 yemek kaşığı ghee, yumuşak
- 1 ve ¼ pound somon fileto
- 2 ons Kimchi, ince doğranmış
- Damak zevkinize göre tuz ve karabiber

Talimatlar:

1. Mutfak robotunuzda ghee ile Kimchi'yi karıştırın ve iyice karıştırın.
2. Somonu tuz, karabiber ve Kimchi karışımıyla ovun ve bir fırın tepsisine yerleştirin.
3. Fırında 425 derece F'de tanıtın ve 15 dakika pişirin.
4. Tabaklara paylaştırın ve yanında salata ile servis yapın.

Zevk almak!

Beslenme:kalori 200, yağ 12, lif 0, karbonhidrat 3, protein 21

Lezzetli Somon Köfte

Bu lezzetli somon köftelerini Dijon sosuyla birleştirin ve tadını çıkarın!

Hazırlama süresi: 10 dakika

Pişirme süresi: 30 dakika

Porsiyon: 4

İçindekiler:

- 2 yemek kaşığı ghee
- 2 diş sarımsak, kıyılmış
- 1/3 su bardağı soğan, doğranmış
- 1 pound yabani somon, kemiksiz ve kıyılmış
- ¼ fincan frenk soğanı, doğranmış
- 1 yumurta
- 2 yemek kaşığı Dijon hardalı
- 1 yemek kaşığı hindistan cevizi unu
- Damak zevkinize göre tuz ve karabiber

Sosu için:

- 4 diş sarımsak, kıyılmış
- 2 yemek kaşığı ghee
- 2 yemek kaşığı Dijon hardalı

- 1 limonun suyu ve kabuğu rendesi
- 2 su bardağı hindistan cevizi kreması
- 2 yemek kaşığı chives, doğranmış

Talimatlar:

1. Orta ateşte 2 yemek kaşığı sıvıyağ ile bir tavayı ısıtın, soğan ve 2 diş sarımsağı ekleyin, karıştırın, 3 dakika pişirin ve bir kaseye aktarın.
2. Başka bir kapta soğan ve sarımsağı somon, frenk soğanı, hindistancevizi unu, tuz, karabiber, 2 yemek kaşığı hardal ve yumurta ile karıştırın ve iyice karıştırın.
3. Somon karışımından köfteleri şekillendirin, bir fırın tepsisine koyun, 350 derece F'de fırına verin ve 25 dakika pişirin.
4. Bu arada bir tavayı 2 yemek kaşığı sıvıyağ ile orta ateşte ısıtın, 4 diş sarımsak ekleyin, karıştırın ve 1 dakika pişirin.
5. Hindistan cevizi kreması, 2 yemek kaşığı Dijon hardalı, limon suyu ve lezzet ve frenk soğanı ekleyin, karıştırın ve 3 dakika pişirin.
6. Somon köfteleri fırından çıkarın, Dijon sosuna atın, atın, 1 dakika pişirin ve ocaktan alın.
7. Kaselere paylaştırıp servis yapın.

Zevk almak!

Beslenme:kalori 171, yağ 5, lif 1, karbonhidrat 6, protein 23

Kapari Soslu Somon

Bu yemek harika ve yapımı çok basit!

Hazırlama süresi: 10 dakika

Pişirme süresi: 20 dakika

Porsiyon: 3

İçindekiler:

- 3 somon fileto
- Damak zevkinize göre tuz ve karabiber
- 1 yemek kaşığı zeytinyağı
- 1 yemek kaşığı İtalyan baharatı
- 2 yemek kaşığı kapari
- 3 yemek kaşığı limon suyu
- 4 diş sarımsak, kıyılmış
- 2 yemek kaşığı ghee

Talimatlar:

1. Orta ateşte zeytinyağı ile bir tavayı ısıtın, balık filetolarını derileri yukarı bakacak şekilde ekleyin, tuz, karabiber ve İtalyan baharatları ile baharatlayın, 2 dakika pişirin, çevirin ve 2 dakika daha pişirin, ısıyı alın, tavayı kapatın ve bırakın 15 dakika kenara alın.

2. Balıkları bir tabağa alın ve bir kenara bırakın.
3. Aynı tavayı orta ateşte ısıtın, kapari, limon suyu ve sarımsağı ekleyin, karıştırın ve 2 dakika pişirin.
4. Tencereyi ateşten alıp tereyağını ekleyin ve iyice karıştırın.
5. Balıkları tavaya geri koyun ve sosla kaplamak için fırlatın.
6. Tabaklara paylaştırıp servis yapın.

Zevk almak!

Beslenme:kalori 245, yağ 12, lif 1, karbonhidrat 3, protein 23

Basit Izgara İstiridye

Bunlar çok sulu ve lezzetli!

Hazırlama süresi: 10 dakika

Pişirme süresi: 10 dakika

Porsiyon: 3

İçindekiler:

- 6 büyük istiridye, ayıklanmış
- 3 diş sarımsak, kıyılmış
- 1 limon dilimler halinde kesilmiş
- 1 yemek kaşığı maydanoz
- Bir tutam tatlı kırmızı biber
- 2 yemek kaşığı eritilmiş ghee

Talimatlar:

1. Her istiridyeyi eritilmiş ghee, maydanoz, kırmızı biber ve ghee ile doldurun.
2. Orta yüksek ısıda önceden ısıtılmış ızgaraya koyun ve 8 dakika pişirin.
3. Yanında limon dilimleri ile servis yapın.

Zevk almak!

Beslenme:kalori 60, yağ 1, lif 0, karbonhidrat 0.6, protein 1

pişmiş halibut

Bu lezzetli bir balık ve eğer bu şekilde yapmayı seçerseniz, onu gerçekten seveceksiniz!

Hazırlama süresi: 10 dakika

Pişirme süresi: 10 dakika

Porsiyon: 4

İçindekiler:

- ½ su bardağı parmesan, rendelenmiş
- ¼ fincan ghee
- ¼ fincan mayonez
- 2 yemek kaşığı yeşil soğan, doğranmış
- 6 diş sarımsak, kıyılmış
- Bir tutam Tabasco sosu
- 4 adet halibut filetosu
- Damak zevkinize göre tuz ve karabiber
- ½ limon suyu

Talimatlar:

1. Halibutu tuz, karabiber ve biraz limon suyuyla baharatlayın, bir fırın tepsisine koyun ve 450 derece F'deki fırında 6 dakika pişirin.

2. Bu arada, orta ateşte ghee ile bir tavayı ısıtın, parmesan, mayonez, yeşil soğan, Tabasco sosu, sarımsak ve limon suyunun geri kalanını ekleyin ve iyice karıştırın.
3. Balığı fırından çıkarın, üzerine parmesan sosu gezdirin, fırını açın ve balığınızı 3 dakika kızartın.
4. Tabaklara paylaştırıp servis yapın.

Zevk almak!

Beslenme:kalori 240, yağ 12, lif 1, karbonhidrat 5, protein 23

Kabuklu Somon

Kabuk harika!

Hazırlama süresi: 10 dakika

Pişirme süresi: 15 dakika

Porsiyon: 4

İçindekiler:

- 3 diş sarımsak, kıyılmış
- 2 kilo somon fileto
- Damak zevkinize göre tuz ve karabiber
- ½ su bardağı parmesan, rendelenmiş
- ¼ fincan maydanoz, doğranmış

Talimatlar:

1. Somonu astarlı bir fırın tepsisine koyun, tuz ve karabiber serpin, parşömen kağıdıyla kaplayın, 425 derece F'deki fırına koyun ve 10 dakika pişirin.
2. Balıkları fırından çıkarın, balıkların üzerine parmesan, maydanoz ve sarımsak serpin, tekrar fırına verin ve 5 dakika daha pişirin.
3. Tabaklara paylaştırıp servis yapın.

Zevk almak!

Beslenme:kalori 240, yağ 12, lif 1, karbonhidrat 0.6, protein 25

Ekşi Kremalı Somon

Bir hafta sonu yemeği için mükemmel bir keto yemeği!

Hazırlama süresi: 10 dakika

Pişirme süresi: 15 dakika

Porsiyon: 4

İçindekiler:

- 4 somon fileto
- Bir damla zeytinyağı
- Damak zevkinize göre tuz ve karabiber
- 1/3 su bardağı parmesan, rendelenmiş
- 1 ve ½ çay kaşığı hardal
- ½ fincan ekşi krema

Talimatlar:

1. Somonu yağlanmış bir fırın tepsisine koyun, tuz ve karabiber serpin ve üzerine yağ gezdirin.
2. Bir kapta ekşi kremayı parmesan peyniri, hardal, tuz ve karabiberle karıştırın ve iyice karıştırın.
3. Bu ekşi krema karışımını somonun üzerine dökün, 350 derece F'deki fırına verin ve 15 dakika pişirin.
4. Tabaklara paylaştırıp servis yapın.

Zevk almak!

Beslenme:kalori 200, yağ 6, lif 1, karbonhidrat 4, protein 20

Izgara somon

Bu ızgara somon, bir avokado salsa ile servis edilmelidir!

Hazırlama süresi: 30 dakika

Pişirme süresi: 10 dakika

Porsiyon: 4

İçindekiler:

- 4 somon fileto
- 1 yemek kaşığı zeytinyağı
- Damak zevkinize göre tuz ve karabiber
- 1 çay kaşığı kimyon, öğütülmüş
- 1 çay kaşığı tatlı kırmızı biber
- ½ çay kaşığı ancho biber tozu
- 1 çay kaşığı soğan tozu

Salsa için:

- 1 küçük kırmızı soğan, doğranmış
- 1 avokado, çekirdeksiz, soyulmuş ve doğranmış
- 2 yemek kaşığı kişniş, doğranmış
- 2 limon suyu
- Damak zevkinize göre tuz ve karabiber

Talimatlar:

1. Bir kapta tuz, karabiber, pul biber, soğan tozu, kırmızı biber ve kimyonu karıştırın.
2. Somonu bu karışımla ovun, üzerine yağ gezdirin ve tekrar ovalayın ve önceden ısıtılmış ızgarada her iki yüzünü 4'er dakika pişirin.
3. Bu arada bir kapta avokadoyu kırmızı soğan, tuz, karabiber, kişniş ve limon suyu ile karıştırın ve karıştırın.
4. Somonu tabaklar arasında bölün ve her filetoyu avokado salsa ile doldurun.

Zevk almak!

Beslenme:kalori 300, yağ 14, lif 4, karbonhidrat 5, protein 20

lezzetli ton balıklı kek

Bu akşam ailen için bu keto keklerini yapmalısın!

Hazırlama süresi: 10 dakika

Pişirme süresi: 10 dakika

Porsiyon: 12

İçindekiler:

- 15 ons konserve ton balığı, iyice süzün ve kuşbaşı
- 3 yumurta
- ½ çay kaşığı dereotu, kurutulmuş
- 1 çay kaşığı maydanoz, kurutulmuş
- ½ su bardağı kırmızı soğan, doğranmış
- 1 çay kaşığı sarımsak tozu
- Damak zevkinize göre tuz ve karabiber
- kızartmalık yağ

Talimatlar:

1. Ton balığını bir kapta tuz, karabiber, dereotu, maydanoz, soğan, sarımsak tozu ve yumurta ile karıştırın ve iyice karıştırın.
2. Keklerinizi şekillendirin ve bir tabağa koyun.

3. Orta yüksek ateşte biraz sıvı yağ ile bir tavayı ısıtın, ton balıklı kekleri ekleyin, her iki yüzünü 5'er dakika pişirin.
4. Tabaklara paylaştırıp servis yapın.

Zevk almak!

Beslenme:kalori 140, yağ 2, lif 1, karbonhidrat 0.6, protein 6

çok lezzetli morina balığı

Bugün bir keto morina yemeği denemenizi öneririz!

Hazırlama süresi: 10 dakika

Pişirme süresi: 20 dakika

Porsiyon: 4

İçindekiler:

- 1 pound morina, orta parçalar halinde kesilmiş
- Damak zevkinize göre tuz ve karabiber
- 2 yeşil soğan, doğranmış
- 3 diş sarımsak, kıyılmış
- 3 yemek kaşığı soya sosu
- 1 su bardağı balık suyu
- 1 yemek kaşığı balzamik sirke
- 1 yemek kaşığı zencefil, rendelenmiş
- ½ çay kaşığı pul biber, ezilmiş

Talimatlar:

1. Bir tavayı orta ateşte ısıtın, balık parçalarını ekleyin ve her iki tarafını birkaç dakika kızartın.

2. Sarımsak, yeşil soğan, tuz, karabiber, soya sosu, balık suyu, sirke, acı biber ve zencefili ekleyin, karıştırın, örtün, ısıyı azaltın ve 20 dakika pişirin.
3. Tabaklara paylaştırıp servis yapın.

Zevk almak!

Beslenme:kalori 154, yağ 3, lif 0,5, karbonhidrat 4, protein 24

Kaparili Lezzetli Levrek

Keto diyetindeyken evde yapmak çok lezzetli ve kolay bir yemek!

Hazırlama süresi: 10 dakika

Pişirme süresi: 15 dakika

Porsiyon: 4

İçindekiler:

- 1 limon, dilimlenmiş
- 1 kilo levrek fileto
- 2 yemek kaşığı kapari
- 2 yemek kaşığı dereotu
- Damak zevkinize göre tuz ve karabiber

Talimatlar:

1. Levrek filetoyu bir fırın tepsisine koyun, tuz ve karabiber serpin, üzerine kapari, dereotu ve limon dilimlerini ekleyin.
2. Fırında 350 derece F'de tanıtın ve 15 dakika pişirin.
3. Tabaklara paylaştırıp servis yapın.

Zevk almak!

Beslenme:kalori 150, yağ 3, lif 2, karbonhidrat 0.7, protein 5

Roka ile Morina

Kısa sürede servise hazır olacak mükemmel bir keto yemeği!

Hazırlama süresi: 10 dakika

Pişirme süresi: 20 dakika

Porsiyon: 2

İçindekiler:

- 2 morina filetosu
- 1 yemek kaşığı zeytinyağı
- Damak zevkinize göre tuz ve karabiber
- 1 limonun suyu
- 3 su bardağı roka
- ½ su bardağı siyah zeytin, çekirdekleri çıkarılmış ve dilimlenmiş
- 2 yemek kaşığı kapari
- 1 diş sarımsak, doğranmış

Talimatlar:

1. Balık filetolarını ısıya dayanıklı bir kaba koyun, tuz, karabiber serpin, üzerine yağ ve limon suyu gezdirin, üzerini kaplayın, 450 derece F'deki fırına verin ve 20 dakika pişirin.

2. Rokayı mutfak robotunuzda tuz, karabiber, kapari, zeytin ve sarımsak ile karıştırın ve biraz karıştırın.
3. Balıkları tabaklara yerleştirin, roka tapenade ile süsleyin ve servis yapın.

Zevk almak!

Beslenme:kalori 240, yağ 5, lif 3, karbonhidrat 3, protein 10

Fırında Halibut Ve Sebzeler

Bu harika keto fikrine bayılacaksınız!

Hazırlama süresi: 10 dakika

Pişirme süresi: 35 dakika

Porsiyon: 2

İçindekiler:

- 1 kırmızı dolmalık biber, kabaca doğranmış
- 1 sarı dolmalık biber, kabaca doğranmış
- 1 çay kaşığı balzamik sirke
- 1 yemek kaşığı zeytinyağı
- 2 adet halibut filetosu
- 2 su bardağı bebek ıspanak
- Damak zevkinize göre tuz ve karabiber
- 1 çay kaşığı kimyon

Talimatlar:

1. Bir kapta dolmalık biberleri tuz, karabiber, yağın yarısı ve sirke ile karıştırın, iyice kaplayın ve bir fırın kabına aktarın.
2. Fırında 400 derece F'de tanıtın ve 20 dakika pişirin.

3. Yağın geri kalanıyla bir tavayı orta ateşte ısıtın, balıkları ekleyin, tuz, karabiber ve kimyonla tatlandırın ve her tarafını kahverengileştirin.
4. Pişirme kabını fırından çıkarın, ıspanağı ekleyin, hafifçe karıştırın ve tüm karışımı tabaklara bölün.
5. Yanına balıkları ilave edip biraz daha tuz ve karabiber serpip servis yapın.

Zevk almak!

Beslenme:kalori 230, yağ 12, lif 1, karbonhidrat 4, protein 9

lezzetli balık köri

Hiç Ketojenik köri denediniz mi? O zaman bundan sonra gerçekten dikkat etmelisin!

Hazırlama süresi: 10 dakika

Pişirme süresi: 25 dakika

Porsiyon: 4

İçindekiler:

- 4 adet beyaz balık filetosu
- ½ çay kaşığı hardal tohumu
- Damak zevkinize göre tuz ve karabiber
- 2 yeşil biber, doğranmış
- 1 çay kaşığı zencefil, rendelenmiş
- 1 çay kaşığı köri tozu
- ¼ çay kaşığı kimyon, öğütülmüş
- 4 yemek kaşığı hindistan cevizi yağı
- 1 küçük kırmızı soğan, doğranmış
- 1 inç zerdeçal kökü, rendelenmiş
- ¼ fincan kişniş
- 1 ve ½ su bardağı hindistan cevizi kreması
- 3 diş sarımsak, kıyılmış

Talimatlar:

1. Orta ateşte hindistancevizi yağının yarısı ile bir tencereyi ısıtın, hardal tohumlarını ekleyin ve 2 dakika pişirin.
2. Zencefil, soğan ve sarımsak ekleyin, karıştırın ve 5 dakika pişirin.
3. Zerdeçal, köri tozu, biber ve kimyonu ekleyin, karıştırın ve 5 dakika daha pişirin.
4. Hindistan cevizi sütü, tuz ve karabiber ekleyin, karıştırın, kaynatın ve 15 dakika pişirin.
5. Yağın geri kalanıyla başka bir tavayı orta ateşte ısıtın, balıkları ekleyin, karıştırın ve 3 dakika pişirin.
6. Bunu köri sosuna ekleyin, karıştırın ve 5 dakika daha pişirin.
7. Salantro ekleyin, karıştırın, kaselere bölün ve servis yapın.

Zevk almak!

Beslenme:kalori 500, yağ 34, lif 7, karbonhidrat 6, protein 44

lezzetli karides

Akşam yemeği için kolay ve lezzetli bir fikir!

Hazırlama süresi: 10 dakika

Pişirme süresi: 10 dakika

Porsiyon: 4

İçindekiler:

- 2 yemek kaşığı zeytinyağı
- 1 yemek kaşığı ghee
- 1 pound karides, soyulmuş ve ayıklanmış
- 2 yemek kaşığı limon suyu
- 2 yemek kaşığı sarımsak, kıyılmış
- 1 yemek kaşığı limon kabuğu rendesi
- Damak zevkinize göre tuz ve karabiber

Talimatlar:

1. Orta yüksek ısıda sıvı yağ ve ghee ile bir tavayı ısıtın, karides ekleyin ve 2 dakika pişirin.
2. Sarımsak ekleyin, karıştırın ve 4 dakika daha pişirin.
3. Limon suyu, limon kabuğu rendesi, tuz ve karabiberi ekleyip karıştırın, ateşten alın ve servis yapın.

Zevk almak!

Beslenme:kalori 149, yağ 1, lif 3, karbonhidrat 1, protein 6

Kavrulmuş Barramundi

Bu olağanüstü bir yemek!

Hazırlama süresi: 10 dakika

Pişirme süresi: 12 dakika

Porsiyon: 4

İçindekiler:

- 2 barramundi filetosu
- 2 çay kaşığı zeytinyağı
- 2 çay kaşığı İtalyan baharatı
- ¼ fincan yeşil zeytin, çekirdekleri çıkarılmış ve doğranmış
- ¼ fincan kiraz domates, doğranmış
- ¼ fincan siyah zeytin, doğranmış
- 1 yemek kaşığı limon kabuğu rendesi
- 2 yemek kaşığı limon kabuğu rendesi
- Damak zevkinize göre tuz ve karabiber
- 2 yemek kaşığı maydanoz, doğranmış
- 1 yemek kaşığı zeytinyağı

Talimatlar:

1. Balıkları tuz, karabiber, İtalyan baharatı ve 2 çay kaşığı zeytinyağı ile ovun, bir fırın tepsisine aktarın ve şimdilik bir kenara bırakın.
2. Bu arada bir kapta domatesleri tüm zeytin, tuz, karabiber, limon kabuğu rendesi ve limon suyu, maydanoz ve 1 yemek kaşığı zeytinyağı ile karıştırın ve her şeyi güzelce atın.
3. Balığı 400 derece F'deki fırına koyun ve 12 dakika pişirin.
4. Balıkları tabaklara bölüştürün, domates sosuyla süsleyin ve servis yapın.

Zevk almak!

Beslenme:kalori 150, yağ 4, lif 2, karbonhidrat 1, protein 10

Hindistan Cevizli Karides

Bu basit, renkli ve çok lezzetli yemeği mutlaka denemelisiniz!

Hazırlama süresi: 10 dakika

Pişirme süresi: 13 dakika

Porsiyon: 4

İçindekiler:

- 1 pound karides, soyulmuş ve ayıklanmış
- Damak zevkinize göre tuz ve karabiber
- 4 kiraz domates, doğranmış
- 2 su bardağı şeker ek bezelye, uzunlamasına dilimlenmiş
- 1 kırmızı dolmalık biber, dilimlenmiş
- 1 yemek kaşığı zeytinyağı
- ½ fincan kişniş, doğranmış
- 1 yemek kaşığı sarımsak, kıyılmış
- ½ fincan yeşil soğan, doğranmış
- ½ çay kaşığı kırmızı pul biber
- 10 ons hindistan cevizi sütü
- 2 yemek kaşığı limon suyu

Talimatlar:

1. Orta yüksek ısıda yağ ile bir tavayı ısıtın, bezelye ekleyin ve 2 dakika karıştırarak kızartın.
2. Biber ekleyin ve 3 dakika daha pişirin.
3. Salantro, sarımsak, yeşil soğan ve pul biber ekleyin, karıştırın ve 1 dakika pişirin.
4. Domates ve hindistancevizi sütü ekleyin, karıştırın ve her şeyi 5 dakika pişirin.
5. Karides ve limon suyunu ekleyin, karıştırın ve 3 dakika pişirin.
6. Tuz ve karabiberle tatlandırıp karıştırın ve sıcak olarak servis yapın.

Zevk almak!

Beslenme:kalori 150, yağ 3, lif 3, karbonhidrat 1, protein 7

Karides ve Erişte Salatası

Bu Tay tarzı yemek çok lezzetli!

Hazırlama süresi: 10 dakika

Pişirme süresi: 0 dakika

Porsiyon: 4

İçindekiler:

- 1 salatalık, spiralleştirici ile kesilmiş
- ½ fincan fesleğen, doğranmış
- ½ pound karides, önceden pişirilmiş, soyulmuş ve ayıklanmış
- Damak zevkinize göre tuz ve karabiber
- 1 yemek kaşığı stevya
- 2 çay kaşığı balık sosu
- 2 yemek kaşığı limon suyu
- 2 çay kaşığı acı biber sosu

Talimatlar:

1. Salatalık eriştelerini bir kağıt havluya koyun, başka bir havluyla örtün ve iyice bastırın.
2. Bir kaseye alıp fesleğen, karides, tuz ve karabiberle karıştırın.

3. Başka bir kapta steviayı balık sosu, limon suyu ve acı sos ile karıştırın ve iyice çırpın.
4. Bunu karides salatasına ekleyin, iyice kaplayın ve servis yapın.

Zevk almak!

Beslenme:kalori 130, yağ 2, lif 3, karbonhidrat 1, protein 6

Kavrulmuş Mahi Mahi ve Salsa

Bugün, harika bir Akdeniz keto yemeği deneyeceksiniz!

Hazırlama süresi: 10 dakika

Pişirme süresi: 16 dakika

Porsiyon: 2

İçindekiler:

- 2 mahi mahi filetosu
- ½ fincan sarı soğan, doğranmış
- 4 çay kaşığı zeytinyağı
- 1 çay kaşığı Yunan baharatı
- 1 çay kaşığı sarımsak, kıyılmış
- 1 yeşil dolmalık biber, doğranmış
- ½ su bardağı konserve domates salsa
- 2 yemek kaşığı kalamata zeytini, çekirdekleri çıkarılmış ve doğranmış
- ¼ su bardağı tavuk suyu
- Damak zevkinize göre tuz ve karabiber
- 2 yemek kaşığı beyaz peynir, ufalanmış

Talimatlar:

1. Orta ateşte 2 çay kaşığı yağ ile bir tavayı ısıtın, dolmalık biber ve soğanı ekleyin, karıştırın ve 3 dakika pişirin.
2. Yunan baharatını ve sarımsağı ekleyin, karıştırın ve 1 dakika daha pişirin.
3. Et suyu, zeytin ve salsa ekleyin, tekrar karıştırın ve karışım koyulaşana kadar 5 dakika pişirin.
4. Bir kaseye aktarın ve şimdilik bir kenara bırakın.
5. Tavayı yağın geri kalanıyla orta ateşte tekrar ısıtın, balıkları ekleyin, tuz ve karabiberle tatlandırın ve 2 dakika pişirin.
6. Çevirin, 2 dakika daha pişirin ve bir fırın tepsisine aktarın.
7. Balığın üzerine salsa koyun, fırına verin ve 425 derece F'de 6 dakika pişirin.
8. Üzerine feta serpip sıcak servis yapın.

Zevk almak!

Beslenme:kalori 200, yağ 5, lif 2, karbonhidrat 2, protein 7

Baharatlı Karides

Bunu bu akşam yemek için yapmayı düşünmelisin!

Hazırlama süresi: 10 dakika

Pişirme süresi: 8 dakika

Porsiyon: 2

İçindekiler:

- ½ kilo büyük karides, soyulmuş ve ayıklanmış
- 2 çay kaşığı Worcestershire sosu
- 2 çay kaşığı zeytinyağı
- 1 limonun suyu
- Damak zevkinize göre tuz ve karabiber
- 1 çay kaşığı Creole baharatı

Talimatlar:

1. Karidesleri bir fırın tepsisine tek sıra halinde yerleştirin, tuz ve karabiber serpin ve üzerine yağ gezdirin.
2. Worcestershire sosu, limon suyu ekleyin ve Creole baharatını serpin.
3. Karidesleri biraz atın, fırına verin, piliç üzerine koyun ve 8 dakika pişirin.
4. 2 tabak arasında bölüştürün ve servis yapın.

Zevk almak!

Beslenme:kalori 120, yağ 3, lif 1, karbonhidrat 2, protein 6

Karides Güveç

Hiç böyle bir şey denediniz mi?

Hazırlama süresi: 10 dakika

Pişirme süresi: 15 dakika

Porsiyon: 6

İçindekiler:

- ¼ fincan sarı soğan, doğranmış
- ¼ fincan zeytinyağı
- 1 diş sarımsak, kıyılmış
- 1 ve ½ pound karides, soyulmuş ve ayıklanmış
- ¼ fincan kırmızı biber, közlenmiş ve doğranmış
- 14 ons konserve domates, doğranmış
- ¼ fincan kişniş, doğranmış
- 2 yemek kaşığı sriracha sosu
- 1 su bardağı hindistan cevizi sütü
- Damak zevkinize göre tuz ve karabiber
- 2 yemek kaşığı limon suyu

Talimatlar:

1. Orta ateşte yağ ile bir tavayı ısıtın, soğanı ekleyin, karıştırın ve 4 dakika pişirin.

2. Biber ve sarımsak ekleyin, karıştırın ve 4 dakika daha pişirin.
3. Salantro, domates ve karides ekleyin, karıştırın ve karides pembeleşene kadar pişirin.
4. Hindistan cevizi sütü ve sriracha sosunu ekleyin, karıştırın ve hafif kaynamaya bırakın.
5. Tuz, karabiber ve limon suyunu ekleyip karıştırın, kaselere aktarın ve servis yapın.

Zevk almak!

Beslenme:kalori 250, yağ 12, lif 3, karbonhidrat 5, protein 20

karides Alfredo

İnanılmaz görünüyor!

Hazırlama süresi: 10 dakika

Pişirme süresi: 20 dakika

Porsiyon: 4

İçindekiler:

- 8 ons mantar, doğranmış
- 1 demet kuşkonmaz, orta boy dilimler halinde kesilmiş
- 1 pound karides, soyulmuş ve ayıklanmış
- Damak zevkinize göre tuz ve karabiber
- 1 spagetti kabağı, ikiye bölünmüş
- 2 yemek kaşığı zeytinyağı
- 2 çay kaşığı İtalyan baharatı
- 1 sarı soğan, doğranmış
- 1 çay kaşığı kırmızı pul biber, ezilmiş
- ¼ fincan ghee
- 1 su bardağı parmesan peyniri, rendelenmiş
- 2 diş sarımsak, kıyılmış
- 1 su bardağı ağır krema

Talimatlar:

1. Kabak yarımlarını astarlı bir fırın tepsisine koyun, 425 derece F'de fırına verin ve 40 dakika kızartın.
2. İçini toplayıp bir kaseye alın.
3. Bir tencereye su koyun, biraz tuz ekleyin, orta ateşte kaynatın, kuşkonmaz ekleyin, birkaç dakika buharda pişirin, buzlu su dolu bir kaba aktarın, süzün ve bir kenara bırakın.
4. Bir tavayı orta ateşte yağ ile ısıtın, soğan ve mantarları ekleyin, karıştırın ve 7 dakika pişirin.
5. Pul biber, İtalyan baharatı, tuz, karabiber, kabak ve kuşkonmaz ekleyin, karıştırın ve birkaç dakika daha pişirin.
6. Başka bir tavayı ghee ile orta ateşte ısıtın, krema, sarımsak ve parmesan ekleyin, karıştırın ve 5 dakika pişirin.
7. Bu tavaya karides ekleyin, karıştırın ve 7 dakika pişirin.
8. Sebzeleri tabaklara paylaştırın, üzerine karides ve sos koyun ve servis yapın.

Zevk almak!

Beslenme:kalori 455, yağ 6, lif 5, karbonhidrat 4, protein 13

Karides ve Kar Bezelye Çorbası

Biraz karides yemenin en iyi yollarından biri!

Hazırlama süresi: 10 dakika

Pişirme süresi: 10 dakika

Porsiyon: 4

İçindekiler:

- 4 taze soğan, doğranmış
- 1 ve ½ yemek kaşığı hindistan cevizi yağı
- 1 küçük zencefil kökü, ince doğranmış
- 8 su bardağı tavuk suyu
- ¼ fincan hindistan cevizi aminosu
- 5 ons konserve bambu filizleri, dilimlenmiş
- Karabiber tadı
- ¼ çay kaşığı balık sosu
- 1 pound karides, soyulmuş ve ayıklanmış
- ½ kilo kar bezelyesi
- 1 yemek kaşığı susam yağı
- ½ yemek kaşığı biber yağı

Talimatlar:

1. Orta ateşte hindistancevizi yağı ile bir tencereyi ısıtın, yeşil soğan ve zencefil ekleyin, karıştırın ve 2 dakika pişirin.
2. Hindistan cevizi aminolarını, et suyunu, karabiberi ve balık sosunu ekleyin, karıştırın ve kaynatın.
3. Karides, bezelye ve bambu filizlerini ekleyin, karıştırın ve 3 dakika pişirin.
4. Susam yağı ve acı biber yağını ekleyip karıştırın, kaselere paylaştırın ve servis yapın.

Zevk almak!

Beslenme:kalori 200, yağ 3, lif 2, karbonhidrat 4, protein 14

Basit Midye Yemeği

Lezzetli ve hızlı bir yemek yapmak için sadece bazı basit malzemelere ihtiyacınız var!

Hazırlama süresi: 5 dakika

Pişirme süresi: 5 dakika

Porsiyon: 4

İçindekiler:

- 2 pound midye, ayıklanmış ve temizlenmiş
- 2 diş sarımsak, kıyılmış
- 1 yemek kaşığı ghee
- Bir damla limon suyu

Talimatlar:

1. Bir tencereye su koyun, midyeleri ekleyin, orta ateşte kaynatın, 5 dakika pişirin, ateşten alın, açılmamış midyeleri atın ve bir kaba aktarın.
2. Başka bir kapta ghee'yi sarımsak ve limon suyuyla karıştırın, çırpın ve mikrodalgada 1 dakika ısıtın.
3. Midyelerin üzerine dökün ve hemen servis yapın.

Zevk almak!

Beslenme:kalori 50, yağ 1, lif 0, karbonhidrat 0,5, protein 2

Basit Kızarmış Kalamar Ve Lezzetli Sos

Bu bizim favori keto kalamar yemeklerimizden biri!

Hazırlama süresi: 10 dakika

Pişirme süresi: 20 dakika

Porsiyon: 2

İçindekiler:

- 1 kalamar, orta boy halkalar halinde kesilmiş
- Bir tutam acı biber
- 1 yumurta, çırpılmış
- 2 yemek kaşığı hindistan cevizi unu
- Damak zevkinize göre tuz ve karabiber
- Kızartmak için hindistan cevizi yağı
- 1 yemek kaşığı limon suyu
- 4 yemek kaşığı mayonez
- 1 çay kaşığı sriracha sosu

Talimatlar:

1. Kalamar halkalarını tuz, karabiber ve acı biberle tatlandırıp bir kaseye alın.
2. Bir kapta yumurtayı tuz, karabiber ve hindistancevizi unu ile çırpın ve iyice çırpın.

3. Kalamar halkalarını bu karışıma bulayın.
4. Yeteri kadar hindistancevizi yağı ile bir tavayı orta ateşte ısıtın, kalamar halkalarını ekleyin, her iki tarafı altın rengi olana kadar pişirin.
5. Kağıt havlulara aktarın, yağı boşaltın ve bir kaseye koyun.
6. Başka bir kapta mayonez ile limon suyunu ve sriracha sosunu karıştırın, iyice karıştırın ve yanında bu sosla kalamar halkalarınıza servis yapın.

Zevk almak!

Beslenme:kalori 345, yağ 32, lif 3, karbonhidrat 3, protein 13

Fırında Kalamar ve Karides

Bu Ketojenik deniz ürünleri yemeği harika!

Hazırlama süresi: 10 dakika

Pişirme süresi: 20 dakika

Porsiyon: 1

İçindekiler:

- 8 ons kalamar, orta halkalar halinde kesilmiş
- 7 ons karides, soyulmuş ve deveined
- 1 yumurta
- 3 yemek kaşığı hindistan cevizi unu
- 1 yemek kaşığı hindistan cevizi yağı
- 2 yemek kaşığı avokado, doğranmış
- 1 çay kaşığı domates salçası
- 1 yemek kaşığı mayonez
- Worcestershire sosu bir sıçrama
- 1 çay kaşığı limon suyu
- 2 limon dilimi
- Damak zevkinize göre tuz ve karabiber
- ½ çay kaşığı zerdeçal

Talimatlar:

1. Bir kapta yumurtayı hindistan cevizi yağı ile çırpın.
2. Kalamar halkaları ve karides ekleyin ve kaplamak için atın.
3. Başka bir kapta unu tuz, karabiber ve zerdeçal ile karıştırın ve karıştırın.
4. Kalamar ve karidesi bu karışıma bulayın, her şeyi astarlı bir fırın tepsisine koyun, 400 derece F'de fırına verin ve 10 dakika pişirin.
5. Kalamar ve karidesleri çevirin ve 10 dakika daha pişirin.
6. Bu arada bir kapta avokadoyu mayonez ve domates salçası ile karıştırın ve bir çatal kullanarak ezin.
7. Worcestershire sosu, limon suyu, tuz ve karabiberi ekleyip iyice karıştırın.
8. Pişmiş kalamar ve karidesleri tabaklara paylaştırın ve yanında sos ve limon suyu ile servis yapın.

Zevk almak!

Beslenme:kalori 368, yağ 23, lif 3, karbonhidrat 10, protein 34

Ahtapot Salatası

Çok taze ve hafif!

Hazırlama süresi: 10 dakika

Pişirme süresi: 40 dakika

Porsiyon: 2

İçindekiler:

- 21 ons ahtapot, durulanmış
- 1 limonun suyu
- 4 kereviz sapı, doğranmış
- 3 ons zeytinyağı
- Damak zevkinize göre tuz ve karabiber
- 4 yemek kaşığı maydanoz, doğranmış

Talimatlar:

1. Ahtapotu bir tencereye koyun, üzerini geçecek kadar su ekleyin, tencerenin kapağını kapatın, orta ateşte kaynatın, 40 dakika pişirin, süzün ve soğumaya bırakın.
2. Ahtapotu doğrayın ve bir salata kasesine koyun.
3. Kereviz saplarını, maydanozu, yağı ve limon suyunu ekleyip iyice karıştırın.

4. Tuz ve karabiberle tatlandırıp tekrar karıştırın ve servis yapın.

Zevk almak!

Beslenme:kalori 140, yağ 10, lif 3, karbonhidrat 6, protein 23

deniz tarağı çorbası

Çok soğuk bir kış günü için mükemmel!

Hazırlama süresi: 10 dakika

Pişirme süresi: 2 saat

Porsiyon: 4

İçindekiler:

- 1 su bardağı kereviz sapı, doğranmış
- Damak zevkinize göre tuz ve karabiber
- 1 çay kaşığı kekik, öğütülmüş
- 2 su bardağı tavuk suyu
- 14 ons konserve bebek istiridye
- 2 su bardağı krem şanti
- 1 su bardağı soğan, doğranmış
- 13 pastırma dilimi, doğranmış

Talimatlar:

1. Bir tavayı orta ateşte ısıtın, pastırma dilimlerini ekleyin, kahverengileştirin ve bir kaseye aktarın.
2. Aynı tavayı orta ateşte ısıtın, kereviz ve soğanı ekleyin, karıştırın ve 5 dakika pişirin.

3. Her şeyi Crockpot'unuza aktarın, ayrıca pastırma, bebek istiridye, tuz, karabiber, et suyu, kekik ve krem şanti ekleyin, karıştırın ve 2 saat Yüksekte pişirin.
4. Kaselere paylaştırıp servis yapın.

Zevk almak!

Beslenme:kalori 420, yağ 22, lif 0, karbonhidrat 5, protein 25

Lezzetli Pisi Balığı Ve Karides

Harika bir keto tarifi öğrenme fırsatınız oldu!

Hazırlama süresi: 10 dakika

Pişirme süresi: 20 dakika

Porsiyon: 4

İçindekiler:

Baharat için:

- 2 çay kaşığı soğan tozu
- 2 çay kaşığı kekik, kurutulmuş
- 2 çay kaşığı tatlı kırmızı biber
- 2 çay kaşığı sarımsak tozu
- Damak zevkinize göre tuz ve karabiber
- ½ çay kaşığı yenibahar, öğütülmüş
- 1 çay kaşığı kekik, kurutulmuş
- Bir tutam acı biber
- ¼ çay kaşığı hindistan cevizi, öğütülmüş
- ¼ çay kaşığı karanfil
- Bir tutam tarçın tozu

etouffee için:

- 2 arpacık, doğranmış

- 1 yemek kaşığı ghee
- 8 ons pastırma, dilimlenmiş
- 1 yeşil dolmalık biber, doğranmış
- 1 kereviz çubuğu, doğranmış
- 2 yemek kaşığı hindistan cevizi unu
- 1 domates, doğranmış
- 4 diş sarımsak, kıyılmış
- 8 ons karides, soyulmuş, ayıklanmış ve doğranmış
- 2 su bardağı tavuk suyu
- 1 yemek kaşığı hindistan cevizi sütü
- Bir avuç maydanoz, doğranmış
- 1 çay kaşığı Tabasco sosu
- Damak zevkinize göre tuz ve karabiber

Pisi balığı için:

- 4 adet pisi balığı filetosu
- 2 yemek kaşığı ghee

Talimatlar:

1. Bir kapta kırmızı biberi kekik, sarımsak ve soğan tozu, tuz, karabiber, kekik, yenibahar, kırmızı biber, karanfil, hindistan cevizi ve tarçın ile karıştırın ve karıştırın.
2. Bu karışımdan 2 yemek kaşığı ayırıp pisi balığını geri kalanıyla ovun ve bir kenara bırakın.
3. Bir tavayı orta ateşte ısıtın, pastırmayı ekleyin, karıştırın ve 6 dakika pişirin.
4. Kereviz, dolmalık biber, arpacık ve 1 yemek kaşığı ghee ekleyin, karıştırın ve 4 dakika pişirin.
5. Domates ve sarımsak ekleyin, karıştırın ve 4 dakika pişirin.
6. Hindistan cevizi unu ve ayrılmış baharatı ekleyin, karıştırın ve 2 dakika daha pişirin.
7. Tavuk suyunu ekleyip kaynamaya bırakın.
8. Bu arada bir tavayı 2 yemek kaşığı sıvıyağ ile orta hararetli ateşte ısıtın, balıkları ekleyin, 2 dakika pişirin, çevirin ve 2 dakika daha kesin.
9. Stok ile tavaya karides ekleyin, karıştırın ve 2 dakika pişirin.
10. Maydanoz, tuz, karabiber, hindistan cevizi sütü ve Tabasco sosu ekleyin, karıştırın ve ateşten alın.
11. Balıkları tabaklara paylaştırın, üzerine karides sosu ekleyin ve servis yapın.

Zevk almak!

Beslenme:kalori 200, yağ 5, lif 7, karbonhidrat 4, protein 20

karides salatası

Bu taze salatayı bu akşam akşam yemeği için servis edin!

Hazırlama süresi: 10 dakika

Pişirme süresi: 10 dakika

Porsiyon: 4

İçindekiler:

- 2 yemek kaşığı zeytinyağı
- 1 pound karides, soyulmuş ve ayıklanmış
- Damak zevkinize göre tuz ve karabiber
- 2 yemek kaşığı limon suyu
- 3 hindiba, ayrılmış yapraklar
- 3 yemek kaşığı maydanoz, doğranmış
- 2 çay kaşığı nane, doğranmış
- 1 yemek kaşığı tarhun, doğranmış
- 1 yemek kaşığı limon suyu
- 2 yemek kaşığı mayonez
- 1 çay kaşığı limon kabuğu rendesi
- ½ fincan ekşi krema

Talimatlar:

1. Karidesleri bir kapta tuz, karabiber ve zeytinyağı ile karıştırın, kaplayacak şekilde fırlatın ve yağlı kağıt serilmiş fırın tepsisine yayın.
2. 400 derece F'de fırında karides koyun ve 10 dakika pişirin.
3. Limon suyu ekleyin, tekrar kaplamak için atın ve şimdilik bir kenara bırakın.
4. Bir kapta mayonez ile ekşi krema, limon kabuğu rendesi, limon suyu, tuz, karabiber, tarhun, nane ve maydanozu karıştırın ve iyice karıştırın.
5. Karidesleri doğrayın, salata sosuna ekleyin, her şeyi kaplayın ve hindiba yapraklarına kaşıklayın.
6. Hemen servis yapın.

Zevk almak!

Beslenme:kalori 200, yağ 11, lif 2, karbonhidrat 1, protein 13

Lezzetli İstiridye

Bu özel ve aromalı yemek sizi etkilemek için burada!

Hazırlama süresi: 10 dakika

Pişirme süresi: 0 dakika

Porsiyon: 4

İçindekiler:

- 12 istiridye, ayıklanmış
- 1 limonun suyu
- 1 portakalın suyu
- 1 portakaldan lezzet
- 1 limon suyu
- 1 kireçten gelen lezzet
- 2 yemek kaşığı ketçap
- 1 Serrano biber, doğranmış
- 1 su bardağı domates suyu
- ½ çay kaşığı zencefil, rendelenmiş
- ¼ çay kaşığı sarımsak, kıyılmış
- tadına göre tuz
- ¼ fincan zeytinyağı
- ¼ fincan kişniş, doğranmış

- ¼ fincan taze soğan, doğranmış

Talimatlar:

1. Bir kapta limon suyu, portakal suyu, portakal kabuğu rendesi, limon suyu ve kabuğu rendesi, ketçap, acı biber, domates suyu, zencefil, sarımsak, yağ, yeşil soğan, kişniş ve tuzu karıştırın ve iyice karıştırın.
2. Bunu istiridyelere paylaştırıp servis yapın.

Zevk almak!

Beslenme:kalori 100, yağ 1, lif 0, karbonhidrat 2, protein 5

İnanılmaz Somon Ruloları

Bu Asya yemeği sadece lezzetli!

Hazırlama süresi: 10 dakika

Pişirme süresi: 0 dakika

Porsiyon: 12

İçindekiler:

- 2 nori tohumu
- 1 küçük avokado, çekirdeksiz, soyulmuş ve ince doğranmış
- 6 ons füme somon. Dilimlenmiş
- 4 ons krem peynir
- 1 salatalık, dilimlenmiş
- 1 çay kaşığı wasabi ezmesi
- Servis için seçilmiş zencefil

Talimatlar:

1. Nori çarşaflarını bir suşi matının üzerine koyun.
2. Üzerlerine somon dilimleri ve ayrıca avokado ve salatalık dilimleri ayırın.
3. Bir kapta krem peynir ile wasabi ezmesini karıştırın ve iyice karıştırın.

4. Bunu salatalık dilimlerinin üzerine yayın, nori yapraklarını yuvarlayın, iyice bastırın, her birini 6 parçaya bölün ve zencefil turşusu ile servis yapın.

Zevk almak!

Beslenme:kalori 80, yağ 6, lif 1, karbonhidrat 2, protein 4

somon şiş

Bunları yapmak çok kolay ve çok sağlıklılar!

Hazırlama süresi: 10 dakika

Pişirme süresi: 8 dakika

Porsiyon: 4

İçindekiler:

- 12 ons somon fileto, küp
- 1 kırmızı soğan, parçalar halinde kesilmiş
- ½ kırmızı dolmalık biber parçalar halinde kesilmiş
- ½ adet doğranmış yeşil dolmalık biber
- ½ portakal dolmalık biber parçalar halinde kesilmiş
- 1 limonun suyu
- Damak zevkinize göre tuz ve karabiber
- Bir damla zeytinyağı

Talimatlar:

1. Şişleri soğan, kırmızı, yeşil ve turuncu biber ve somon küpleriyle geçirin.
2. Tuz ve karabiber, çiseleyen yağ ve limon suyu ile tatlandırın ve orta yüksek ateşte önceden ısıtılmış ızgaraya koyun.

3. Her iki yüzünü de 4'er dakika pişirin, tabaklara paylaştırın ve servis yapın.

Zevk almak!

Beslenme:kalori 150, yağ 3, lif 6, karbonhidrat 3, protein 8

Izgara karides

Bu harika! Sadece kontrol et!

Hazırlama süresi: 20 dakika

Pişirme süresi: 10 dakika

Porsiyon: 4

İçindekiler:

- 1 pound karides, soyulmuş ve ayıklanmış
- 1 yemek kaşığı limon suyu
- 1 diş sarımsak, kıyılmış
- ½ fincan fesleğen yaprağı
- 1 yemek kaşığı çam fıstığı, kavrulmuş
- 2 yemek kaşığı parmesan, rendelenmiş
- 2 yemek kaşığı zeytinyağı
- Damak zevkinize göre tuz ve karabiber

Talimatlar:

1. Mutfak robotunuzda parmesanı fesleğen, sarımsak, çam fıstığı, yağ, tuz, karabiber ve limon suyu ile karıştırın ve iyice karıştırın.
2. Bunu bir kaseye aktarın, karides ekleyin, kaplamak için atın ve 20 dakika bir kenara bırakın.

3. Şişleri marine edilmiş karideslerle geçirin, orta yüksek ateşte önceden ısıtılmış ızgaraya koyun, 3 dakika pişirin, çevirin ve 3 dakika daha pişirin.
4. Tabaklara dizip servis yapın.

Zevk almak!

Beslenme:kalori 185, yağ 11, lif 0, karbonhidrat 2, protein 13

kalamar salatası

Bir yaz günü için mükemmel bir seçim!

Hazırlama süresi: 30 dakika

Pişirme süresi: 4 dakika

Porsiyon: 4

İçindekiler:

- 2 uzun kırmızı biber, doğranmış
- 2 küçük kırmızı biber, doğranmış
- 2 diş sarımsak, kıyılmış
- 3 yeşil soğan, doğranmış
- 1 yemek kaşığı balzamik sirke
- Damak zevkinize göre tuz ve karabiber
- 1 limonun suyu
- 6 pound kalamar davlumbaz, dokunaçlar saklıdır
- 3.5 ons zeytinyağı
- Servis için 3 ons roket

Talimatlar:

1. Bir kapta uzun kırmızı biberleri küçük kırmızı biberler, yeşil soğan, sirke, yağın yarısı, sarımsak, tuz, karabiber ve limon suyu ile karıştırın ve iyice karıştırın.

2. Kalamar ve dokunaçları bir kaseye koyun, tuz ve karabiber serpin, kalan yağı gezdirin, kaplayın ve orta yüksek ateşte önceden ısıtılmış ızgaraya yerleştirin.
3. Her iki tarafını da 2'şer dakika pişirin ve hazırladığınız biber turşusuna aktarın.
4. Kaplamak için atın ve 30 dakika bir kenara bırakın.
5. Rokayı tabaklara yerleştirin, kalamar ve marine sosuyla süsleyin ve servis yapın.

Zevk almak!

Beslenme:kalori 200, yağ 4, lif 2, karbonhidrat 2, protein 7

morina salatası

Her zaman yeni bir şeyler denemeye değer!

Hazırlanma zamanı:2 saat 10 dakika

Pişirme süresi: 20 dakika

Porsiyon: 8

İçindekiler:

- 2 su bardağı doğranmış sivri biber, doğranmış
- 2 kilo tuzlu morina
- 1 su bardağı maydanoz, doğranmış
- 1 su bardağı kalamata zeytini, çekirdekleri çıkarılmış ve doğranmış
- 6 yemek kaşığı kapari
- ¾ su bardağı zeytinyağı
- Damak zevkinize göre tuz ve karabiber
- 2 limonun suyu
- 4 diş sarımsak, kıyılmış
- 2 kereviz kaburga, doğranmış
- ½ çay kaşığı kırmızı pul biber
- 1 escarole kafa, ayrılmış yapraklar

Talimatlar:

1. Morinaları bir tencereye koyun, üzerini geçecek kadar su ekleyin, orta ateşte kaynatın, 20 dakika kaynatın, süzün ve orta büyüklükte parçalar halinde kesin.
2. Morinaları bir salata kasesine koyun, biber, maydanoz, zeytin, kapari, kereviz, sarımsak, limon suyu, tuz, karabiber, zeytinyağı ve pul biberi ekleyip kaplayın.
3. Escarole yapraklarını bir tabağa alın, morina salatası ekleyin ve servis yapın.

Zevk almak!

Beslenme:kalori 240, yağ 4, lif 2, karbonhidrat 6, protein 9

Sardalya Salatası

En kısa zamanda denemeniz gereken zengin ve besleyici bir kış salatası!

Hazırlama süresi: 10 dakika

Pişirme süresi: 0 dakika

Porsiyon: 1

İçindekiler:

- Yağda 5 ons konserve sardalya
- 1 yemek kaşığı limon suyu
- 1 küçük salatalık, doğranmış
- ½ yemek kaşığı hardal
- Damak zevkinize göre tuz ve karabiber

Talimatlar:

1. Sardalyaları süzün, bir kaseye koyun ve bir çatal kullanarak ezin.
2. Tuz, karabiber, salatalık, limon suyu ve hardalı ekleyip iyice karıştırın ve soğuk servis yapın.

Zevk almak!

Beslenme:kalori 200, yağ 20, lif 1, karbonhidrat 0, protein 20

İtalyan İstiridye Lokumu

Bu özel bir İtalyan lokumu! Bu harika yemeği ailenize servis edin!

Hazırlama süresi: 10 dakika

Pişirme süresi: 10 dakika

Porsiyon: 6

İçindekiler:

- ½ su bardağı sıvıyağ
- 36 istiridye, temizlenmiş
- 1 çay kaşığı kırmızı pul biber, ezilmiş
- 1 çay kaşığı maydanoz, doğranmış
- 5 diş sarımsak, kıyılmış
- 1 yemek kaşığı kekik, kurutulmuş
- 2 bardak beyaz şarap

Talimatlar:

1. Orta ateşte ghee ile bir tavayı ısıtın, sarımsak ekleyin, karıştırın ve 1 dakika pişirin.
2. Maydanoz, kekik, şarap ve pul biber ekleyin ve iyice karıştırın.
3. İstiridye ekleyin, karıştırın, örtün ve 10 dakika pişirin.

4. Açılmamış istiridyeleri, kepçe istiridyeleri ve bunların karışımını kaselere alıp servis yapın.

Zevk almak!

Beslenme:kalori 224, yağ 15, lif 2, karbonhidrat 3, protein 4

Turuncu Sırlı Somon

Bunu bir an önce denemelisiniz! Bu lezzetli bir keto balık tarifi!

Hazırlama süresi: 10 dakika

Pişirme süresi: 10 dakika

Porsiyon: 2

İçindekiler:

- 2 limon, dilimlenmiş
- 1 pound yabani somon, derisiz ve küp doğranmış
- ¼ fincan balzamik sirke
- ¼ bardak kırmızı portakal suyu
- 1 çay kaşığı hindistan cevizi yağı
- 1/3 su bardağı portakal marmelatı, şeker ilavesiz

Talimatlar:

1. Bir tencereyi orta ateşte ısıtın, sirke, portakal suyu ve marmelat ekleyin, iyice karıştırın, 1 dakika kaynatın, sıcaklığı düşürün, biraz koyulaşana kadar pişirin ve ocaktan alın.
2. Somon ve limon dilimlerini şişlerin üzerine dizin ve bir tarafını portakal sosuyla fırçalayın.

3. Hindistan cevizi yağı ile mutfak ızgaranızı fırçalayın ve orta ateşte ısıtın.
4. Somon kebaplarını sırlı tarafı alta gelecek şekilde ızgaraya koyun ve 4 dakika pişirin.
5. Kebapları ters çevirin, kalan portakal sosuyla fırçalayın ve 4 dakika daha pişirin.
6. Hemen servis yapın.

Zevk almak!

Beslenme:kalori 160, yağ 3, lif 2, karbonhidrat 1, protein 8

Lezzetli Ton Balığı ve Chimichurri Sos

Bu keto yemeğini kim sevmez ki?

Hazırlama süresi: 10 dakika

Pişirme süresi: 5 dakika

Porsiyon: 4

İçindekiler:

- ½ fincan kişniş, doğranmış
- 1/3 su bardağı zeytinyağı
- 2 yemek kaşığı zeytinyağı
- 1 küçük kırmızı soğan, doğranmış
- 3 yemek kaşığı balzamik sirke
- 2 yemek kaşığı maydanoz, doğranmış
- 2 yemek kaşığı fesleğen, doğranmış
- 1 jalapeno biberi, doğranmış
- 1 pound suşi dereceli ton balığı bifteği
- Damak zevkinize göre tuz ve karabiber
- 1 çay kaşığı kırmızı pul biber
- 1 çay kaşığı kekik, doğranmış
- Bir tutam acı biber
- 3 diş sarımsak, kıyılmış

- 2 avokado, çekirdeksiz, soyulmuş ve dilimlenmiş
- 6 ons bebek roka

Talimatlar:

1. Bir kasede 1/3 su bardağı yağı jalapeno, sirke, soğan, kişniş, fesleğen, sarımsak, maydanoz, pul biber, kekik, kırmızı biber, tuz ve karabiber ile karıştırın, iyice çırpın ve şimdilik bir kenara bırakın.
2. Yağın geri kalanıyla bir tavayı orta ateşte ısıtın, ton balığı ekleyin, tuz ve karabiber serpin, her iki tarafını 2'şer dakika pişirin, bir kesme tahtasına aktarın, biraz soğumaya bırakın ve dilimleyin.
3. Rokayı yaptığınız chimichurri karışımının yarısı ile karıştırın ve kaplamaya atın.
4. Rokayı tabaklara paylaştırın, üzerine ton balığı dilimleri koyun, chimichurri sosunun geri kalanını gezdirin ve yanında avokado dilimleri ile servis yapın.

Zevk almak!

Beslenme:kalori 186, yağ 3, lif 1, karbonhidrat 4, protein 20

Somon Isırıkları ve Biber Sosu

Bu harika ve süper lezzetli bir kombinasyon!

Hazırlama süresi: 10 dakika

Pişirme süresi: 15 dakika

Porsiyon: 6

İçindekiler:

- 1 ve ¼ su bardağı hindistan cevizi, kurutulmuş ve şekersiz
- 1 kilo somon, küp doğranmış
- 1 yumurta
- Tuz ve karabiber
- 1 yemek kaşığı su
- 1/3 su bardağı hindistan cevizi unu
- 3 yemek kaşığı hindistan cevizi yağı

Sosu için:

- ¼ çay kaşığı agar agar
- 3 diş sarımsak, doğranmış
- ¾ su bardağı su
- 4 Tay kırmızı biber, doğranmış
- ¼ fincan balzamik sirke

- ½ fincan stevya
- Bir tutam tuz

Talimatlar:

1. Bir kapta unu tuz ve karabiberle karıştırın ve karıştırın.
2. Başka bir kapta yumurta ve 1 yemek kaşığı suyu çırpın.
3. Hindistan cevizini üçüncü bir kaba koyun.
4. Somon küplerini önce una, sonra yumurtaya sonra da hindistan cevizine bulayıp bir tabağa koyun.
5. Orta yüksek ısıda hindistancevizi yağı ile bir tavayı ısıtın, somon ısırıklarını ekleyin, her iki tarafını 3'er dakika pişirin ve kağıt havlulara aktarın.
6. Bir tencereyi ¾ su bardağı su ile yüksek ateşte ısıtın, agar agar serpin ve kaynatın.
7. 3 dakika pişirin ve ateşten alın.
8. Blenderınızda sarımsağı biber, sirke, stevia ve bir tutam tuzla karıştırın ve iyice karıştırın.
9. Bunu küçük bir tavaya aktarın ve orta yüksek ateşte ısıtın.
10. Karıştırın, agar karışımını ekleyin ve 3 dakika pişirin.
11. Somon lokmalarınızı yanında acı sos ile servis edin.

Zevk almak!

Beslenme:kalori 50, yağ 2, lif 0, karbonhidrat 4, protein 2

İrlandalı istiridye

Akşam yemeğiniz için harika bir fikir!

Hazırlama süresi: 10 dakika

Pişirme süresi: 10 dakika

Porsiyon: 4

İçindekiler:

- 2 pound istiridye, temizlendi
- 3 ons pancetta
- 1 yemek kaşığı zeytinyağı
- 3 yemek kaşığı ghee
- 2 diş sarımsak, kıyılmış
- 1 şişe infüzyon elma şarabı
- Damak zevkinize göre tuz ve karabiber
- ½ limon suyu
- 1 küçük yeşil elma, doğranmış
- 2 kekik yayı, doğranmış

Talimatlar:

1. Orta yüksek ısıda yağ içeren bir tavayı ısıtın, pancetta ekleyin, 3 dakika kızartın ve sıcaklığı orta dereceye düşürün.

2. Yağ, sarımsak, tuz, karabiber ve arpacık ekleyin, karıştırın ve 3 dakika pişirin.
3. Isıyı tekrar artırın, elma şarabı ekleyin, iyice karıştırın ve 1 dakika pişirin.
4. İstiridye ve kekik ekleyin, tavayı kapatın ve 5 dakika pişirin.
5. Açılmamış istiridyeleri atın, limon suyu ve elma parçalarını ekleyin, karıştırın ve kaselere bölün.
6. Sıcak servis yapın.

Zevk almak!

Beslenme:kalori 100, yağ 2, lif 1, karbonhidrat 1, protein 20

Kurutulmuş Tarak Ve Kavrulmuş Üzüm

Özel bir durum, özel bir yemek gerektirir! Bu keto taraklarını deneyin!

Hazırlama süresi: 5 dakika

Pişirme süresi: 10 dakika

Porsiyon: 4

İçindekiler:

- 1 pound tarak
- 3 yemek kaşığı zeytinyağı
- 1 arpacık, doğranmış
- 3 diş sarımsak, kıyılmış
- 2 su bardağı ıspanak
- 1 su bardağı tavuk suyu
- 1 romanesco marul başı
- 1 ve ½ su bardağı kırmızı üzüm, ikiye bölünmüş
- ¼ fincan ceviz, kızarmış ve doğranmış
- 1 yemek kaşığı ghee
- Damak zevkinize göre tuz ve karabiber

Talimatlar:

1. Romanesco'yu mutfak robotunuza koyun, karıştırın ve bir kaseye aktarın.
2. Orta yüksek ateşte 2 yemek kaşığı sıvı yağ ile bir tavayı ısıtın, arpacık soğanı ve sarımsağı ekleyin, karıştırın ve 1 dakika pişirin.
3. Romanesco, ıspanak ve 1 su bardağı et suyunu ilave edin, karıştırın, 3 dakika pişirin, daldırma blender ile karıştırın ve ocaktan alın.
4. Başka bir tavayı 1 yemek kaşığı sıvı yağ ve ghee ile orta ateşte ısıtın, tarakları ekleyin, tuz ve karabiberle tatlandırın, 2 dakika pişirin, çevirin ve 1 dakika daha kavurun.
5. Romanesco karışımını tabaklara paylaştırın, yanlarına tarakları, üzerine ceviz ve üzümleri ekleyerek servis yapın.

Zevk almak!

Beslenme:kalori 300, yağ 12, lif 2, karbonhidrat 6, protein 20

İstiridye ve Pico De Gallo

Aromalı ve çok lezzetli!

Hazırlama süresi: 10 dakika

Pişirme süresi: 10 dakika

Porsiyon: 6

İçindekiler:

- 18 istiridye, temizlenmiş
- Bir avuç kişniş, doğranmış
- 2 domates, doğranmış
- 1 jalapeno biberi, doğranmış
- ¼ fincan kırmızı soğan, ince doğranmış
- Damak zevkinize göre tuz ve karabiber
- ½ su bardağı Monterey Jack peyniri, rendelenmiş
- 2 limon, kama şeklinde kesilmiş
- 1 limon suyu

Talimatlar:

1. Bir kapta soğanı jalapeno, kişniş, domates, tuz, karabiber ve limon suyu ile karıştırın ve iyice karıştırın.

2. İstiridyeleri orta ateşte önceden ısıtılmış ızgaraya koyun, ızgarayı kapatın ve açılıncaya kadar 7 dakika pişirin.
3. Açılmış istiridyeleri ısıya dayanıklı bir kaba aktarın ve açılmamış olanları atın.
4. Peynirli en iyi istiridye ve 1 dakika önceden ısıtılmış etlik piliç koyun.
5. İstiridyeleri bir tabağa alın, her birinin üzerine önceden yaptığınız domates karışımını koyun ve yanında limon dilimleri ile servis yapın.

Zevk almak!

Beslenme:kalori 70, yağ 2, lif 0, karbonhidrat 1, protein 1

Izgara Kalamar ve Lezzetli Guacamole

Kalamar, lezzetli guacamole ile mükemmel bir uyum sağlar!

Hazırlama süresi: 10 dakika

Pişirme süresi: 10 dakika

Porsiyon: 2

İçindekiler:

- 2 orta boy kalamar, dokunaçlar ayrılmış ve tüpler uzunlamasına çentiklenmiş
- Bir damla zeytinyağı
- 1 limon suyu
- Damak zevkinize göre tuz ve karabiber

Guakamole için:

- 2 avokado, çekirdeksiz, soyulmuş ve doğranmış
- Bazı kişniş yayları, doğranmış
- 2 kırmızı biber, doğranmış
- 1 domates, doğranmış
- 1 kırmızı soğan, doğranmış
- 2 limon suyu

Talimatlar:

1. Kalamar ve kalamar dokunaçlarını tuz, karabiber ile baharatlayın, biraz zeytinyağı gezdirin ve iyice masaj yapın.
2. Orta yüksek ısıda önceden ısıtılmış ızgaraya koyun ve 2 dakika pişirin.
3. Çevirip 2 dakika daha pişirin ve bir kaba aktarın.
4. 1 misket limonunun suyunu ekleyin, üzerini kaplayın ve sıcak tutun.
5. Avokadoyu bir kaseye alın ve çatal yardımıyla ezin.
6. Kişniş, biber, domates, soğan ve 2 limonun suyunu ekleyin ve her şeyi iyice karıştırın.
7. Kalamarları tabaklara paylaştırın, üstüne guacamole koyun ve servis yapın.

Zevk almak!

Beslenme:kalori 500, yağ 43, lif 6, karbonhidrat 7, protein 20

Karides ve Karnabahar Lokumu

Güzel görünüyor ve tadı harika!

Hazırlama süresi: 10 dakika

Pişirme süresi: 15 dakika

Porsiyon: 2

İçindekiler:

- 1 yemek kaşığı ghee
- 1 karnabahar başı, çiçekleri ayrılmış
- 1 pound karides, soyulmuş ve ayıklanmış
- ¼ fincan hindistan cevizi sütü
- 8 ons mantar, kabaca doğranmış
- Bir tutam kırmızı pul biber
- Damak zevkinize göre tuz ve karabiber
- 2 diş sarımsak, kıyılmış
- 4 pastırma dilimi
- ½ su bardağı et suyu
- 1 yemek kaşığı maydanoz, ince doğranmış
- 1 yemek kaşığı chives, doğranmış

Talimatlar:

1. Bir tavayı orta ateşte ısıtın, pastırmayı ekleyin, çıtır çıtır olana kadar pişirin, kağıt havlulara aktarın ve bir kenara bırakın.
2. Orta yüksek ateşte 1 yemek kaşığı domuz pastırması yağı ile başka bir tavayı ısıtın, karides ekleyin, her iki tarafta 2 dakika pişirin ve bir kaseye aktarın.
3. Tavayı orta ateşte tekrar ısıtın, mantarları ekleyin, karıştırın ve 3-4 dakika pişirin.
4. Sarımsak, pul biber ekleyin, karıştırın ve 1 dakika pişirin.
5. Sığır eti suyu, tuz, karabiber ekleyin ve karidesleri de tavaya geri koyun.
6. Karıştırın, her şey biraz koyulaşana kadar pişirin, ateşten alın ve sıcak tutun.
7. Bu arada karnabaharı mutfak robotunuza koyun ve doğrayın.
8. Bunu orta ateşte ısıtılmış bir tavaya koyun, karıştırın ve 5 dakika pişirin.
9. Tereyağını ve sıvıyağı ekleyin, karıştırın ve bir daldırma blenderi kullanarak karıştırın.
10. Arzuya göre tuz ve karabiber ekleyip karıştırın ve kaselere paylaştırın.
11. Karides karışımı ile doldurun ve her tarafına serpilmiş maydanoz ve frenk soğanı ile servis yapın.

Zevk almak!

Beslenme:kalori 245, yağ 7, lif 4, karbonhidrat 6, protein 20

Karidesli Somon Dolması

Yakında favori keto tariflerinizden biri olacak!

Hazırlama süresi: 10 dakika

Pişirme süresi: 25 dakika

Porsiyon: 2

İçindekiler:

- 2 somon fileto
- Bir damla zeytinyağı
- 5 ons kaplan karides, soyulmuş, ayıklanmış ve doğranmış
- 6 mantar, doğranmış
- 3 yeşil soğan, doğranmış
- 2 su bardağı ıspanak
- ¼ fincan macadamia fıstığı, kızarmış ve doğranmış
- Damak zevkinize göre tuz ve karabiber
- Bir tutam hindistan cevizi
- ¼ fincan mayonez

Talimatlar:

1. Bir tavayı orta ateşte yağ ile ısıtın, mantar, soğan, tuz ve karabiber ekleyin, karıştırın ve 4 dakika pişirin.

2. Macadamia fıstıklarını ekleyin, karıştırın ve 2 dakika pişirin.
3. Ispanağı ekleyin, karıştırın ve 1 dakika pişirin.
4. Karides ekleyin, karıştırın ve 1 dakika pişirin.
5. Ateşten alın, birkaç dakika bekletin, mayonez ve hindistan cevizi ekleyin ve iyice karıştırın.
6. Her somon filetoda uzunlamasına bir kesik açın, tuz ve karabiber serpin, ıspanak ve karides karışımını kesiklere bölün ve bir çalışma yüzeyine yerleştirin.
7. Bir tavada çiseleyen yağ ile orta ateşte ısıtın, somon dolmasını derisi alta gelecek şekilde ekleyin, 1 dakika pişirin, ısıyı düşürün, tencerenin kapağını kapatın ve 8 dakika pişirin.
8. 3 dakika kaynatın, tabaklara bölün ve servis yapın.

Zevk almak!

Beslenme:kalori 430, yağ 30, lif 3, karbonhidrat 7, protein 50

Hardallı Somon

Bu bizim favori keto somon yemeklerimizden biri! Aynı hissedeceksin!

Hazırlama süresi: 10 dakika

Pişirme süresi: 20 dakika

Porsiyon: 1

İçindekiler:

- 1 büyük somon fileto
- Damak zevkinize göre tuz ve karabiber
- 2 yemek kaşığı hardal
- 1 yemek kaşığı hindistan cevizi yağı
- 1 yemek kaşığı akçaağaç özü

Talimatlar:

1. Bir kapta akçaağaç özünü hardalla karıştırın ve iyice çırpın.
2. Somonu tuz ve karabiberle tatlandırın ve somonu hardal karışımının yarısıyla fırçalayın
3. Orta yüksek ısıda yağı olan bir tavayı ısıtın, somon eti alta gelecek şekilde yerleştirin ve 5 dakika pişirin.

4. Somonu hardal karışımının geri kalanıyla fırçalayın, bir fırın tepsisine aktarın, 425 derece F'de fırına verin ve 15 dakika pişirin.
5. Lezzetli bir yan salata ile servis yapın.

Zevk almak!

Beslenme:kalori 240, yağ 7, lif 1, karbonhidrat 5, protein 23

İnanılmaz Somon Yemeği

Bunu tekrar tekrar yapacaksın!

Hazırlama süresi: 10 dakika

Pişirme süresi: 15 dakika

Porsiyon: 4

İçindekiler:

- 3 su bardağı buzlu su
- 2 çay kaşığı sriracha sosu
- 4 çay kaşığı stevya
- 3 soğan, doğranmış
- Damak zevkinize göre tuz ve karabiber
- 2 çay kaşığı keten tohumu yağı
- 4 çay kaşığı elma sirkesi
- 3 çay kaşığı avokado yağı
- 4 orta boy somon fileto
- 4 su bardağı bebek roka
- 2 su bardağı lahana, ince doğranmış
- 1 ve ½ çay kaşığı Jamaikalı pislik baharatı
- ¼ fincan pepita, kızarmış
- 2 su bardağı karpuz turp, jülyen doğranmış

Talimatlar:

1. Bir kaseye buzlu su koyun, yeşil soğanları ekleyin ve bir kenara bırakın.
2. Başka bir kapta sriracha sosunu stevia ile karıştırın ve iyice karıştırın.
3. Bu karışımdan 2 çay kaşığı bir kaseye aktarın ve avokado yağı, keten tohumu yağı, sirke, tuz ve karabiberin yarısı ile karıştırın ve iyice çırpın.
4. Somonun üzerine pislik baharatı serpin, sriracha ve stevia karışımı ile ovalayın ve tuz ve karabiber ile çeşnilendirin.
5. Kalan avokado yağıyla birlikte bir tavayı orta ateşte ısıtın, eti alta gelecek şekilde somonu ekleyin, 4 dakika pişirin, çevirerek 4 dakika daha pişirin ve tabaklara paylaştırın.
6. Bir kapta turpları lahana ve roka ile karıştırın.
7. Tuz, karabiber, sriracha ve sirke karışımını ekleyin ve iyice karıştırın.
8. Bunu somon filetolarının yanına ekleyin, kalan sriracha ve stevia sosunu pepitas ve süzülmüş yeşil soğan ile her tarafına gezdirin.

Zevk almak!

Beslenme:kalori 160, yağ 6, lif 1, karbonhidrat 1, protein 12

Tarak ve Rezene Sosu

Pek çok sağlıklı element içerir ve yapımı çok kolaydır! Keto diyeti yapıyorsanız deneyin!

Hazırlama süresi: 10 dakika

Pişirme süresi: 10 dakika

Porsiyon: 2

İçindekiler:

- 6 tarak
- 1 rezene, kesilmiş, doğranmış yapraklar ve kama şeklinde kesilmiş soğanlar
- ½ limon suyu
- 1 kireç, kamalar halinde kesilmiş
- 1 kireçten gelen lezzet
- 1 yumurta sarısı
- 3 yemek kaşığı ghee, eritilmiş ve ısıtılmış
- ½ yemek kaşığı zeytinyağı
- Damak zevkinize göre tuz ve karabiber

Talimatlar:

1. Tarakları tuz ve karabiberle tatlandırın, bir kaseye koyun ve limon suyunun yarısı ve lezzetin yarısı ile karıştırın ve kaplamak için fırlatın.
2. Bir kapta yumurta sarısını biraz tuz ve karabiberle, kalan limon suyunu ve kalan limon kabuğu rendesini karıştırın ve iyice çırpın.
3. Eritilmiş ghee ekleyin ve çok iyi karıştırın.
4. Ayrıca rezene yapraklarını da ekleyip karıştırın.
5. Rezene dilimlerini yağ ile fırçalayın, orta ateşte ısıtılmış ızgaraya koyun, 2 dakika pişirin, çevirin ve 2 dakika daha pişirin.
6. Tarakları ızgaraya ekleyin, 2 dakika pişirin, çevirin ve 2 dakika daha pişirin.
7. Rezene ve tarakları tabaklara paylaştırın, rezene ve ghee karışımını gezdirin ve yanında limon dilimleri ile servis yapın.

Zevk almak!

Beslenme:kalori 400, yağ 24, lif 4, karbonhidrat 12, protein 25

Somon ve Limon Relish

Yavaş pişirilmiş somon balığının ve lezzetli bir lezzetin tadını çıkarın!

Hazırlama süresi: 10 dakika

Pişirme süresi: 1 saat

Porsiyon: 2

İçindekiler:

- 2 orta boy somon fileto
- Damak zevkinize göre tuz ve karabiber
- Bir damla zeytinyağı
- 1 arpacık, doğranmış
- 1 yemek kaşığı limon suyu
- 1 büyük limon
- ¼ fincan zeytinyağı
- 2 yemek kaşığı maydanoz, ince doğranmış

Talimatlar:

1. Somon filetolarını bir çiseleyen zeytinyağı ile fırçalayın, tuz ve karabiber serpin, astarlı bir fırın tepsisine koyun, 400 derece F'de fırına verin ve 1 saat pişirin.

2. Bu sırada arpacık soğanı bir kaseye alın, 1 yemek kaşığı limon suyu, tuz ve karabiberi ekleyip karıştırın ve 10 dakika bekletin.
3. Bütün limonu kamalara ve sonra çok ince kesin.
4. Bunu arpacık soğanlarına ekleyin, maydanozu ve ¼ su bardağı zeytinyağını da ekleyip hepsini karıştırın.
5. Somonu fırından çıkarın, orta parçalara bölün ve yanında limon sosuyla servis yapın.

Zevk almak!

Beslenme:kalori 200, yağ 10, lif 1, karbonhidrat 5, protein 20

midye çorbası

Aman Tanrım! Bu çok iyi!

Hazırlama süresi: 10 dakika

Pişirme süresi: 15 dakika

Porsiyon: 6

İçindekiler:

- 2 kilo midye
- 28 ons konserve domates, ezilmiş
- 28 ons konserve domates, doğranmış
- 2 su bardağı tavuk suyu
- 1 çay kaşığı kırmızı pul biber, ezilmiş
- 3 diş sarımsak, kıyılmış
- 1 avuç maydanoz, doğranmış
- 1 sarı soğan, doğranmış
- Damak zevkinize göre tuz ve karabiber
- 1 yemek kaşığı zeytinyağı

Talimatlar:

1. Orta yüksek ateşte yağ ile bir Hollanda fırınını ısıtın, soğanı ekleyin, karıştırın ve 3 dakika pişirin.

2. Sarımsak ve kırmızı biber pullarını ekleyin, karıştırın ve 1 dakika pişirin.
3. Ezilmiş ve doğranmış domatesleri ekleyip karıştırın.
4. Tavuk suyu, tuz ve karabiberi ekleyip karıştırın ve kaynatın.
5. Yıkanmış midye, tuz ve karabiberi ilave edip, açılıncaya kadar pişirin, açılmamış olanları atın ve maydanozla karıştırın.
6. Karıştırın, kaselere bölün ve servis yapın.

Zevk almak!

Beslenme:kalori 250, yağ 3, lif 3, karbonhidrat 2, protein 8

Kılıçbalığı ve Mango Salsa

Mango salsa ilahi! Sadece kılıç balığı ile servis yapın!

Hazırlama süresi: 10 dakika

Pişirme süresi: 6 dakika

Porsiyon: 2

İçindekiler:

- 2 orta boy kılıç balığı bifteği
- Damak zevkinize göre tuz ve karabiber
- 2 çay kaşığı avokado yağı
- 1 yemek kaşığı kişniş, doğranmış
- 1 mango, doğranmış
- 1 avokado, çekirdeksiz, soyulmuş ve doğranmış
- bir tutam kimyon
- Bir tutam soğan tozu
- Bir tutam sarımsak tozu
- 1 portakal, soyulmuş ve dilimlenmiş
- ½ balzamik sirke

Talimatlar:

1. Balık bifteklerini tuz, karabiber, sarımsak tozu, soğan tozu ve kimyon ile baharatlayın.

2. Orta yüksek ısıda yağın yarısı ile bir tavayı ısıtın, balık bifteklerini ekleyin ve her iki yüzünü 3'er dakika pişirin.
3. Bu arada bir kapta avokadoyu mango, kişniş, balzamik sirke, tuz, karabiber ve yağın geri kalanıyla karıştırın ve iyice karıştırın.
4. Balıkları tabaklara paylaştırın, üzerine mango salsa koyun ve yanında portakal dilimleri ile servis yapın.

Zevk almak!

Beslenme:kalori 160, yağ 3, lif 2, karbonhidrat 4, protein 8

lezzetli suşi kasesi

Harika malzemelerle dolu lezzetli bir tarif!

Hazırlama süresi: 10 dakika

Pişirme süresi: 7 dakika

Porsiyon: 4

İçindekiler:

- 1 ahi ton balığı bifteği
- 2 yemek kaşığı hindistan cevizi yağı
- 1 karnabahar başı, çiçekleri ayrılmış
- 2 yemek kaşığı yeşil soğan, doğranmış
- 1 avokado, çekirdeksiz, soyulmuş ve doğranmış
- 1 salatalık, rendelenmiş
- 1 nori yaprağı, yırtık
- Bazı karanfil filizi

Salata sosu için:

- 1 yemek kaşığı susam yağı
- 2 yemek kaşığı hindistan cevizi aminosu
- 1 yemek kaşığı elma sirkesi
- Bir tutam tuz
- 1 çay kaşığı stevya

Talimatlar:

1. Karnabahar çiçeklerini mutfak robotunuza koyun ve karnabahar "pirinci" elde edene kadar karıştırın.
2. Bir tencereye biraz su koyun, içine bir buharlı sepet koyun, karnabahar pirinci ekleyin, orta ateşte kaynatın, örtün, birkaç dakika buharlayın, süzün ve "pirinci" bir kaseye aktarın.
3. Orta yüksek ısıda hindistancevizi yağı ile bir tavayı ısıtın, ton balığı ekleyin, her iki tarafta 1 dakika pişirin ve bir kesme tahtasına aktarın.
4. Karnabahar pirincini kaselere bölün, üstüne nori parçaları, karanfil filizi, salatalık, yeşil soğan ve avokado koyun.
5. Bir kapta susam yağını sirke, hindistancevizi amino asitleri, tuz ve stevia ile karıştırın ve iyice çırpın.
6. Bunu karnabahar pirinci ve karışık sebzelerin üzerine gezdirin, ton balığı parçalarıyla süsleyin ve servis yapın.

Zevk almak!

Beslenme:kalori 300, yağ 12, lif 6, karbonhidrat 6, protein 15

Lezzetli Izgara Kılıç Balığı

Bu lezzetli keto yemeğini yapmak için uzman bir aşçı olmanıza gerek yok!

Hazırlanma zamanı:3 saat 10 dakika

Pişirme süresi: 10 dakika

Porsiyon: 4

İçindekiler:

- 1 yemek kaşığı maydanoz, doğranmış
- 1 limon, dilimler halinde kesilmiş
- 4 kılıç balığı biftek
- 3 diş sarımsak, kıyılmış
- 1/3 su bardağı tavuk suyu
- 3 yemek kaşığı zeytinyağı
- ¼ fincan limon suyu
- Damak zevkinize göre tuz ve karabiber
- ½ çay kaşığı biberiye, kurutulmuş
- ½ çay kaşığı adaçayı, kurutulmuş
- ½ çay kaşığı mercanköşk, kurutulmuş

Talimatlar:

1. Bir kapta tavuk suyunu sarımsak, limon suyu, zeytinyağı, tuz, karabiber, adaçayı, mercanköşk ve biberiye ile karıştırın ve iyice çırpın.
2. Kılıçbalığı bifteğini ekleyin, üzerini kaplayın ve buzdolabında 3 saat bekletin.
3. Marine edilmiş balık bifteklerini orta yüksek ateşte önceden ısıtılmış ızgaraya koyun ve her iki yüzünü 5 dakika pişirin.
4. Tabaklara paylaştırın, üzerine maydanoz serpin ve yanında limon dilimleri ile servis yapın.

Zevk almak!

Beslenme:kalori 136, yağ 5, lif 0, karbonhidrat 1, protein 20

Ketojenik Kanatlı Tarifleri

Lezzetli Tavuk Nuggets

Bu dostça bir yemek için mükemmel!

Hazırlama süresi: 10 dakika

Pişirme süresi: 15 dakika

Porsiyon: 2

İçindekiler:

- ½ su bardağı hindistan cevizi unu
- 1 yumurta
- 2 yemek kaşığı sarımsak tozu
- 2 tavuk göğsü, küp doğranmış
- Damak zevkinize göre tuz ve karabiber
- ½ su bardağı sıvıyağ

Talimatlar:

1. Bir kapta sarımsak tozunu hindistan cevizi unu, tuz ve karabiberle karıştırın ve karıştırın.
2. Başka bir kapta yumurtayı güzelce çırpın.
3. Tavuk göğsü küplerini önce yumurta karışımına sonra un karışımına bulayın.
4. Orta ateşte bir tavayı ghee ile ısıtın, tavuk kanadını bırakın ve her iki tarafta 5'er dakika pişirin.

5. Kağıt havlulara aktarın, yağı boşaltın ve yanlarında lezzetli ketçap ile servis yapın.

Zevk almak!

Beslenme:kalori 60, yağ 3, lif 0.2, karbonhidrat 3, protein 4

Tavuk Kanatları ve Lezzetli Nane Chutney

O kadar taze ve lezzetli ki!

Hazırlama süresi: 20 dakika

Pişirme süresi: 25 dakika

Porsiyon: 6

İçindekiler:

- 18 tavuk kanadı, ikiye bölünmüş
- 1 yemek kaşığı zerdeçal
- 1 yemek kaşığı kimyon, öğütülmüş
- 1 yemek kaşığı zencefil, rendelenmiş
- 1 yemek kaşığı kişniş, öğütülmüş
- 1 yemek kaşığı kırmızı biber
- Bir tutam acı biber
- Damak zevkinize göre tuz ve karabiber
- 2 yemek kaşığı zeytinyağı

Köfte için:

- ½ limon suyu
- 1 su bardağı nane yaprağı
- 1 küçük zencefil parçası, doğranmış
- ¾ fincan kişniş

- 1 yemek kaşığı zeytinyağı
- 1 yemek kaşığı su
- Damak zevkinize göre tuz ve karabiber
- 1 Serrano biberi

Talimatlar:

1. Bir kapta 1 yemek kaşığı zencefili kimyon, kişniş, kırmızı biber, zerdeçal, tuz, karabiber, kırmızı biber ve 2 yemek kaşığı sıvı yağ ile karıştırın ve iyice karıştırın.
2. Bu karışıma tavuk kanat parçalarını ekleyin, iyice kaplayın ve buzdolabında 20 dakika bekletin.
3. Izgaranızı yüksek ateşte ısıtın, marine edilmiş kanatları ekleyin, ara sıra çevirerek 25 dakika pişirin ve bir kaba aktarın.
4. Naneyi kişniş, 1 küçük zencefil parçası, ½ misket limonu suyu, 1 yemek kaşığı zeytinyağı, tuz, karabiber, su ve Serrano biberi ile blenderdan geçirin ve iyice karıştırın.
5. Yanında bu sos ile tavuk kanatlarınızı servis edin.

Zevk almak!

Beslenme:kalori 100, yağ 5, lif 1, karbonhidrat 1, protein 9

Tavuk köfteler

Acele edin ve bugün bu harika köfteleri yapın!

Hazırlama süresi: 10 dakika

Pişirme süresi: 15 dakika

Porsiyon: 3

İçindekiler:

- 1 pound tavuk eti, öğütülmüş
- Damak zevkinize göre tuz ve karabiber
- 2 yemek kaşığı ranch sos
- ½ su bardağı badem unu
- ¼ su bardağı çedar peyniri, rendelenmiş
- 1 yemek kaşığı kuru çiftlik baharatı
- ¼ fincan acı sos+ servis için biraz daha
- 1 yumurta

Talimatlar:

1. Bir kapta tavuk etini tuz, karabiber, ahır sosu, un, kuru ahır baharatı, kaşar peyniri, acı sos ve yumurta ile karıştırın ve iyice karıştırın.
2. 9 köfte şekli verin, hepsini yağlı kağıt serili fırın tepsisine koyun ve 500 derece F'de 15 dakika pişirin.

3. Yanında acı soslu tavuk köfteleri servis edin.

Zevk almak!

Beslenme:kalori 156, yağ 11, lif 1, karbonhidrat 2, protein 12

Lezzetli Izgara Tavuk Kanadı

Bunları hiç vakit kaybetmeden yapacaksınız ve tadı harika olacak!

Hazırlanma zamanı:2 saat 10 dakika

Pişirme süresi: 15 dakika

Porsiyon: 5

İçindekiler:

- 2 kilo kanat
- 1 limon suyu
- 1 avuç kişniş, doğranmış
- 2 diş sarımsak, kıyılmış
- 1 jalapeno biberi, doğranmış
- 3 yemek kaşığı hindistan cevizi yağı
- Damak zevkinize göre tuz ve karabiber
- Servis için kireç dilimleri
- Servis için ahır sosu

Talimatlar:

1. Bir kapta limon suyunu kişniş, sarımsak, jalapeno, hindistancevizi yağı, tuz ve karabiberle karıştırın ve iyice çırpın.

2. Tavuk kanatlarını ekleyip üzerini kaplayın ve 2 saat buzdolabında bekletin.
3. Tavuk kanatlarını orta hararetli ateşte önceden ısıttığınız ızgaraya koyun ve her iki yüzünü 7'şer dakika pişirin.
4. Bu harika tavuk kanatlarını ahır ve limon dilimleri ile servis edin.

Zevk almak!

Beslenme:kalori 132, yağ 5, lif 1, karbonhidrat 4, protein 12

Kolay Fırında Tavuk

Çok basit bir ketolu tavuk tarifi!

Hazırlama süresi: 10 dakika

Pişirme süresi: 20 dakika

Porsiyon: 4

İçindekiler:

- 4 pastırma şeridi
- 4 tavuk göğsü
- 3 yeşil soğan, doğranmış
- 4 ons ahır sosu
- 1 ons hindistan cevizi aminosu
- 2 yemek kaşığı hindistan cevizi yağı
- 4 ons çedar peyniri, rendelenmiş

Talimatlar:

1. Bir tavayı yağ ile yüksek ateşte ısıtın, tavuk göğüslerini ekleyin, 7 dakika pişirin, çevirin ve 7 dakika daha pişirin.
2. Bu arada başka bir tavayı orta ateşte ısıtın, pastırmayı ekleyin, çıtır çıtır olana kadar pişirin, kağıt havlulara aktarın, yağı boşaltın ve parçalayın.

3. Tavuk göğsünü bir fırın kabına alın, üzerine hindistancevizi aminosu, ufalanmış pastırma, peynir ve yeşil soğan ekleyin, fırınınıza koyun, ızgaraya koyun ve 5 dakika daha yüksek sıcaklıkta pişirin.
4. Tabaklara paylaştırıp sıcak servis yapın.

Zevk almak!

Beslenme:kalori 450, yağ 24, lif 0, karbonhidrat 3, protein 60

Özel İtalyan Tavuğu

Bu gerçekten takdir ettiğimiz bir İtalyan tarzı keto yemeği!

Hazırlama süresi: 10 dakika

Pişirme süresi: 20 dakika

Porsiyon: 4

İçindekiler:

- ¼ fincan zeytinyağı
- 1 kırmızı soğan, doğranmış
- 4 tavuk göğsü, derisiz ve kemiksiz
- 4 diş sarımsak, kıyılmış
- Damak zevkinize göre tuz ve karabiber
- ½ fincan İtalyan zeytini, çekirdekleri çıkarılmış ve doğranmış
- 4 hamsi filetosu, doğranmış
- 1 yemek kaşığı kapari, doğranmış
- 1 kilo domates, doğranmış
- ½ çay kaşığı kırmızı pul biber

Talimatlar:

1. Tavuğu tuz ve karabiberle tatlandırın ve yağın yarısı ile ovalayın.

2. Yüksek ısıda ısıttığınız bir tavaya koyun, 2 dakika pişirin, ters çevirin ve 2 dakika daha pişirin.
3. Fırında 450 derece F'de tavuk göğsü koyun ve 8 dakika pişirin.
4. Tavukları fırından alıp tabaklara paylaştırın.
5. Aynı tavayı yağın geri kalanıyla orta ateşte ısıtın, kapari, soğan, sarımsak, zeytin, hamsi, pul biber ve kapari ekleyin, karıştırın ve 1 dakika pişirin.
6. Tuz, karabiber ve domatesleri ekleyip karıştırın ve 2 dakika daha pişirin.
7. Bunu tavuk göğüslerinin üzerine gezdirip servis yapın.

Zevk almak!

Beslenme:kalori 400, yağ 20, lif 1, karbonhidrat 2, protein 7

Basit Limonlu Tavuk

Bu keto tarifinin ne kadar kolay olduğunu yakında göreceksiniz!

Hazırlama süresi: 10 dakika

Pişirme süresi: 45 dakika

Porsiyon: 6

İçindekiler:

- 1 bütün tavuk, orta parçalara kesilmiş
- Damak zevkinize göre tuz ve karabiber
- 2 limonun suyu
- 2 limondan lezzet
- 2 limondan limon kabuğu rendesi

Talimatlar:

1. Tavuk parçalarını bir fırın tepsisine koyun, tuz ve karabiberle tatlandırın ve limon suyu gezdirin.
2. İyice kaplayın, limon kabuğu rendesi ve limon kabuğu ekleyin, 375 derece F'deki fırına verin ve 45 dakika pişirin.
3. Limon kabuklarını atın, tavuğu tabaklara bölün, üzerine pişirme kabından sos gezdirin ve servis yapın.

Zevk almak!

Beslenme:kalori 334, yağ 24, lif 2, karbonhidrat 4.5, protein 27

Kızarmış Tavuk ve Paprika Sos

Çok sağlıklı ve harika bir akşam yemeği fikri olacak!

Hazırlama süresi: 10 dakika

Pişirme süresi: 20 dakika

Porsiyon: 5

İçindekiler:

- 1 yemek kaşığı hindistan cevizi yağı
- 3 ve ½ kilo tavuk göğsü
- 1 su bardağı tavuk suyu
- 1 ve ¼ bardak sarı soğan, doğranmış
- 1 yemek kaşığı limon suyu
- ¼ fincan hindistan cevizi sütü
- 2 çay kaşığı kırmızı biber
- 1 çay kaşığı kırmızı pul biber
- 2 yemek kaşığı yeşil soğan, doğranmış
- Damak zevkinize göre tuz ve karabiber

Talimatlar:

1. Orta hararetli ateşte sıvı yağ ile bir tavayı kızdırın, tavukları ilave edin, her iki tarafını da 2'şer dakika pişirin, bir tabağa aktarın ve bir kenarda bekletin.

2. Isıyı orta dereceye düşürün, tavaya soğan ekleyin ve 4 dakika pişirin.
3. Et suyu, hindistan cevizi sütü, pul biber, kırmızı biber, limon suyu, tuz ve karabiberi ekleyin ve iyice karıştırın.
4. Tavuğu tekrar tavaya alın, biraz daha tuz ve karabiber ekleyin, tencerenin kapağını kapatın ve 15 dakika pişirin.
5. Tabaklara paylaştırıp servis yapın.

Zevk almak!

Beslenme:kalori 140, yağ 4, lif 3, karbonhidrat 3, protein 6

Harika Tavuk Fajitaları

Bazı lezzetli Meksika tarzı yemek havasında mısınız? Ardından, bir sonraki fikri deneyin!

Hazırlama süresi: 10 dakika

Pişirme süresi: 15 dakika

Porsiyon: 4

İçindekiler:

- 2 pound tavuk göğsü, derisiz, kemiksiz ve şeritler halinde kesilmiş
- 1 çay kaşığı sarımsak tozu
- 1 çay kaşığı pul biber
- 2 çay kaşığı kimyon
- 2 yemek kaşığı limon suyu
- Damak zevkinize göre tuz ve karabiber
- 1 çay kaşığı tatlı kırmızı biber
- 2 yemek kaşığı hindistan cevizi yağı
- 1 çay kaşığı kişniş, öğütülmüş
- 1 yeşil dolmalık biber, dilimlenmiş
- 1 kırmızı dolmalık biber, dilimlenmiş
- 1 sarı soğan, dilimlenmiş

- 1 yemek kaşığı kişniş, doğranmış
- 1 avokado, çekirdeksiz, soyulmuş ve dilimlenmiş
- 2 limon, kama şeklinde kesilmiş

Talimatlar:

1. Bir kapta limon suyunu pul biber, kimyon, tuz, karabiber, sarımsak tozu, kırmızı biber ve kişniş ile karıştırın ve karıştırın.
2. Tavuk parçaları ekleyin ve iyice kaplayın.
3. Orta hararetli ateşte yağın yarısı ile bir tavayı kızdırın, tavukları ilave edin, her iki tarafını 3'er dakika pişirin ve bir kaba aktarın.
4. Tavayı yağın geri kalanıyla orta ateşte ısıtın, soğan ve tüm dolmalık biberleri ekleyin, karıştırın ve 6 dakika pişirin.
5. Tavuğu tavaya geri koyun, biraz daha tuz ve karabiber ekleyin, karıştırın ve tabaklara bölün.
6. Avokado, limon dilimleri ve kişniş ile doldurun ve servis yapın.

Zevk almak!

Beslenme:kalori 240, yağ 10, lif 2, karbonhidrat 5, protein 20

Tavada Tavuk Ve Mantar

Kombinasyon kesinlikle lezzetli! Bunu garanti ediyoruz!

Hazırlama süresi: 10 dakika

Pişirme süresi: 30 dakika

Porsiyon: 4

İçindekiler:

- 4 tavuk budu
- 2 su bardağı mantar, dilimlenmiş
- ¼ fincan ghee
- Damak zevkinize göre tuz ve karabiber
- ½ çay kaşığı soğan tozu
- ½ çay kaşığı sarımsak tozu
- ½ su bardağı su
- 1 çay kaşığı Dijon hardalı
- 1 yemek kaşığı tarhun, doğranmış

Talimatlar:

1. Yağın yarısı ile bir tavayı orta ateşte ısıtın, tavuk budu ekleyin, tuz, karabiber, sarımsak tozu ve soğan tozu ile baharatlayın, her iki tarafını 3'er dakika pişirin ve bir kaseye aktarın.

2. Aynı tavayı yağın geri kalanıyla orta ateşte ısıtın, mantarları ekleyin, karıştırın ve 5 dakika pişirin.
3. Hardal ve suyu ekleyip iyice karıştırın.
4. Tavuk parçalarını tavaya geri koyun, karıştırın, örtün ve 15 dakika pişirin.
5. Tarhun ekleyin, karıştırın, 5 dakika pişirin, tabaklara bölün ve servis yapın.

Zevk almak!

Beslenme:kalori 453, yağ 32, lif 6, karbonhidrat 1, protein 36

Tavuk ve Zeytin Tapenade

Herkes bu keto yemeğine hayran kalacak!

Hazırlama süresi: 10 dakika

Pişirme süresi: 10 dakika

Porsiyon: 2

İçindekiler:

- 4 parçaya bölünmüş 1 tavuk göğsü
- 2 yemek kaşığı hindistan cevizi yağı
- 3 diş sarımsak, ezilmiş
- ½ su bardağı zeytin tapenade

teyp için:

- 1 su bardağı siyah zeytin, çekirdekleri çıkarılmış
- Damak zevkinize göre tuz ve karabiber
- 2 yemek kaşığı zeytinyağı
- ¼ fincan maydanoz, doğranmış
- 1 yemek kaşığı limon suyu

Talimatlar:

1. Mutfak robotunuzda zeytinleri tuz, karabiber, 2 yemek kaşığı zeytinyağı, limon suyu ve maydanoz ile iyice karıştırın ve bir kaba aktarın.

2. Orta ateşte hindistancevizi yağı ile bir tavayı ısıtın, sarımsak ekleyin, karıştırın ve 2 dakika pişirin.
3. Tavuk parçaları ekleyin ve her iki tarafta 4 dakika pişirin.
4. Tavuğu tabaklara bölün ve zeytin tapenade ile üstüne koyun.

Zevk almak!

Beslenme:kalori 130, yağ 12, lif 0, karbonhidrat 3, protein 20

lezzetli ördek göğsü

Abartılı bir yemek ama denemeye değer!

Hazırlama süresi: 10 dakika

Pişirme süresi: 20 dakika

Porsiyon: 1

İçindekiler:

- 1 orta boy ördek göğsü, derisi çentikli
- 1 yemek kaşığı salça
- 1 yemek kaşığı ağır krema
- 2 yemek kaşığı ghee
- ½ çay kaşığı portakal özü
- Damak zevkinize göre tuz ve karabiber
- 1 su bardağı bebek ıspanak
- ¼ çay kaşığı adaçayı

Talimatlar:

1. Bir tavayı ghee ile orta ateşte ısıtın.
2. Eriyince şerbeti ekleyin ve ghee rengi dönene kadar karıştırın.
3. Portakal özü ve adaçayı ekleyin, karıştırın ve 2 dakika daha pişirin.

4. Ağır krema ekleyin ve tekrar karıştırın.
5. Bu arada başka bir tavayı orta ateşte ısıtın, ördek göğsünü ekleyin, derisi aşağı bakacak şekilde 4 dakika pişirin, çevirin ve 3 dakika daha pişirin.
6. Portakal sosunu ördek göğsünün üzerine dökün, karıştırın ve birkaç dakika daha pişirin.
7. Sosu yaptığınız tavaya ıspanağı ekleyin, karıştırın ve 1 dakika pişirin.
8. Ördeği ateşten alıp ördek göğsünü dilimleyin ve bir tabağa alın.
9. Üzerine portakal sosunu gezdirin ve yanında ıspanakla servis yapın.

Zevk almak!

Beslenme:kalori 567, yağ 56, lif 0, karbonhidrat 0, protein 35

Lezzetli Sebzeli Ördek Göğsü

Bugün gerçekten acıktıysanız, bu tarifi gerçekten denemelisiniz!

Hazırlama süresi: 10 dakika

Pişirme süresi: 10 dakika

Porsiyon: 2

İçindekiler:

- 2 ördek göğsü, derisi üzerinde ve ince dilimlenmiş
- 2 kabak, dilimlenmiş
- 1 yemek kaşığı hindistan cevizi yağı
- 1 taze soğan yığını, doğranmış
- 1 daikon, doğranmış
- 2 yeşil dolmalık biber, doğranmış
- Damak zevkinize göre tuz ve karabiber

Talimatlar:

1. Bir tavayı orta hararetli ateşte yağ ile ısıtın, taze soğanları ekleyin, karıştırın ve 2 dakika pişirin.
2. Kabak, daikon, dolmalık biber, tuz ve karabiberi ekleyip karıştırın ve 10 dakika daha pişirin.

3. Başka bir tavayı orta ateşte ısıtın, ördek dilimlerini ekleyin, her iki tarafını 3'er dakika pişirin ve sebzelerle birlikte tavaya aktarın.
4. Her şeyi 3 dakika daha pişirin, tabaklara bölün ve servis yapın.

Zevk almak!

Beslenme:kalori 450, yağ 23, lif 3, karbonhidrat 8, protein 50

Kızılcık Domuz Kızartması

Bu sizi etkileyecek bir keto yemeği!

Hazırlama süresi: 10 dakika

Pişirme süresi: 8 saat

Porsiyon: 4

İçindekiler:

- 1 yemek kaşığı hindistan cevizi unu
- Damak zevkinize göre tuz ve karabiber
- 1 ve ½ pound domuz filetosu
- Bir tutam hardal, öğütülmüş
- ½ çay kaşığı zencefil
- 2 yemek kaşığı sukrin
- 2 yemek kaşığı sukrin altın
- ½ su bardağı kızılcık
- 2 diş sarımsak, kıyılmış
- ½ limon dilimlenmiş
- ¼ su bardağı su

Talimatlar:

1. Bir kapta zencefili hardal, tuz, karabiber ve un ile karıştırın ve karıştırın.

2. Kızartma ekleyin, kaplamak için atın ve eti bir Crockpot'a aktarın.
3. Sükrin ve sükrin altını, kızılcık, sarımsak, su ve limon dilimlerini ekleyin.
4. Tencereyi kapatın ve 8 saat boyunca Düşük pişirin.
5. Tabaklara paylaştırın, üzerine tava suyunu gezdirin ve servis yapın.

Zevk almak!

Beslenme:kalori 430, yağ 23, lif 2, karbonhidrat 3, protein 45

Sulu Domuz Pirzolası

Bunlar çok hassas ve lezzetli olacak!

Hazırlama süresi: 10 dakika

Pişirme süresi: 45 dakika

Porsiyon: 4

İçindekiler:

- 2 sarı soğan, doğranmış
- 6 dilim pastırma, doğranmış
- ½ su bardağı tavuk suyu
- Damak zevkinize göre tuz ve karabiber
- 4 domuz pirzolası

Talimatlar:

1. Bir tavayı orta ateşte ısıtın, pastırmayı ekleyin, karıştırın, çıtır çıtır olana kadar pişirin ve bir kaseye aktarın.
2. Tavayı orta ateşe alın, soğan, biraz tuz ve karabiber ekleyin, karıştırın, örtün, 15 dakika pişirin ve pastırma ile aynı kaba aktarın.
3. Tavayı tekrar ısıya getirin, orta yüksekliğe yükseltin, domuz pirzolasını ekleyin, tuz ve karabiberle

tatlandırın, bir tarafını 3 dakika kızartın, çevirin, ısıyı orta dereceye düşürün ve 7 dakika daha pişirin.

4. Stok ekleyin, karıştırın ve 2 dakika daha pişirin.
5. Pastırmayı ve soğanı tavaya geri koyun, karıştırın, 1 dakika daha pişirin, tabaklara bölün ve servis yapın.

Zevk almak!

Beslenme:kalori 325, yağ 18, lif 1, karbonhidrat 6, protein 36

Basit ve Hızlı Domuz Pirzolası

Bu çok hızlı hazır olacak!!

Hazırlama süresi: 10 dakika

Pişirme süresi: 15 dakika

Porsiyon: 4

İçindekiler:

- 4 orta boy domuz filetosu
- 1 çay kaşığı Dijon hardalı
- 1 yemek kaşığı Worcestershire sosu
- 1 çay kaşığı limon suyu
- 1 yemek kaşığı su
- Damak zevkinize göre tuz ve karabiber
- 1 çay kaşığı limon biberi
- 1 yemek kaşığı ghee
- 1 yemek kaşığı chives, doğranmış

Talimatlar:

1. Bir kapta suyu Worcestershire sosu, hardal ve limon suyu ile karıştırın ve iyice çırpın.

2. Bir tavayı ghee ile orta ateşte ısıtın, domuz pirzolasını ekleyin, tuz, karabiber ve limon biberi ile tatlandırın, 6 dakika pişirin, çevirin ve 6 dakika daha pişirin.
3. Domuz pirzolalarını bir tabağa aktarın ve şimdilik sıcak tutun.
4. Tavayı tekrar ısıtın, hazırladığınız hardal sosunu dökün ve hafif kaynamaya bırakın.
5. Bunu domuz eti üzerine dökün, frenk soğanı serpin ve servis yapın.

Zevk almak!

Beslenme:kalori 132, yağ 5, lif 1, karbonhidrat 1, protein 18

Akdeniz Domuz Eti

Bu harika keto akşam yemeği fikri sizi harika hissettirecek!

Hazırlama süresi: 10 dakika

Pişirme süresi: 35 dakika

Porsiyon: 4

İçindekiler:

- 4 domuz pirzolası, kemikli
- Damak zevkinize göre tuz ve karabiber
- 1 çay kaşığı biberiye, kurutulmuş
- 3 diş sarımsak, kıyılmış

Talimatlar:

1. Domuz pirzolalarını tuz ve karabiberle tatlandırın ve bir kızartma tavasına koyun.
2. Biberiye ve sarımsak ekleyin, 425 derece F'deki fırına koyun ve 10 dakika pişirin.
3. Isıyı 350 derece F'ye düşürün ve 25 dakika daha kızartın.
4. Domuz eti dilimleyin, tabaklara bölün ve tava sularını her tarafına gezdirin.

Zevk almak!

Beslenme:kalori 165, yağ 2, lif 1, karbonhidrat 2, protein 26

Basit Domuz Pirzolası Lokumu

Bu evde yapmak çok lezzetli ve basit!

Hazırlama süresi: 10 dakika

Pişirme süresi: 40 dakika

Porsiyon: 4

İçindekiler:

- 4 domuz pirzolası
- 1 yemek kaşığı kekik, doğranmış
- 2 diş sarımsak, kıyılmış
- 1 yemek kaşığı kanola yağı
- 15 ons konserve domates, doğranmış
- 1 yemek kaşığı domates salçası
- Damak zevkinize göre tuz ve karabiber
- ¼ bardak domates suyu

Talimatlar:

1. Bir tavayı orta ateşte ısıtın, pirzola ekleyin, tuz ve karabiber serpin, 3 dakika pişirin, çevirin, 3 dakika daha pişirin ve bir tabağa aktarın.
2. Tavayı orta ateşe getirin, sarımsağı ekleyin, karıştırın ve 10 saniye pişirin.

3. Domates suyu, domates ve salça ekleyin, karıştırın, kaynatın ve ısıyı orta-düşük seviyeye indirin.
4. Domuz pirzolasını ekleyin, karıştırın, tavayı kapatın ve her şeyi 30 dakika pişirin.
5. Domuz pirzolalarını tabaklara aktarın, tavaya kekik ekleyin, karıştırın ve 2 dakika daha pişirin.
6. Bunu domuz eti üzerine dökün ve servis yapın.

Zevk almak!

Beslenme:kalori 210, yağ 10, lif 2, karbonhidrat 6, protein 19

baharatlı domuz pirzolası

Bu baharatlı domuz pirzolası sizi kesinlikle etkileyecek!

Hazırlanma zamanı:4 saat 10 dakika

Pişirme süresi: 15 dakika

Porsiyon: 4

İçindekiler:

- ¼ bardak limon suyu
- 4 domuz kaburga pirzolası
- 1 yemek kaşığı hindistancevizi yağı, eritilmiş
- 2 diş sarımsak, kıyılmış
- 1 yemek kaşığı pul biber
- 1 çay kaşığı tarçın, öğütülmüş
- 2 çay kaşığı kimyon, öğütülmüş
- Damak zevkinize göre tuz ve karabiber
- ½ çay kaşığı acı biber sosu
- Servis için dilimlenmiş mango

Talimatlar:

1. Bir kapta limon suyunu yağ, sarımsak, kimyon, tarçın, pul biber, tuz, karabiber ve acı biber sosuyla karıştırın ve iyice çırpın.

2. Domuz pirzolasını ekleyin, üzerini kaplayın ve 4 saat buzdolabında bekletin.
3. Domuz eti orta ateşte önceden ısıtılmış ızgaraya koyun, 7 dakika pişirin, çevirin ve 7 dakika daha pişirin.
4. Tabaklara paylaştırın ve yanında mango dilimleri ile servis yapın.

Zevk almak!

Beslenme:kalori 200, yağ 8, lif 1, karbonhidrat 3, protein 26

Lezzetli Tay Sığır Eti

Yakında favori keto yemeğiniz olacak!

Hazırlama süresi: 10 dakika

Pişirme süresi: 10 dakika

Porsiyon: 6

İçindekiler:

- 1 su bardağı et suyu
- 4 yemek kaşığı fıstık ezmesi
- ¼ çay kaşığı sarımsak tozu
- ¼ çay kaşığı soğan tozu
- 1 yemek kaşığı hindistan cevizi aminosu
- 1 ve ½ çay kaşığı limon biberi
- 1 pound dana biftek, şeritler halinde kesilmiş
- Damak zevkinize göre tuz ve karabiber
- 1 yeşil dolmalık biber, doğranmış
- 3 yeşil soğan, doğranmış

Talimatlar:

1. Bir kapta fıstık ezmesini et suyu, amino asitler ve limon biberi ile karıştırın, iyice karıştırın ve bir kenara bırakın.

2. Bir tavayı orta ateşte ısıtın, sığır eti ekleyin, tuz, karabiber, soğan ve sarımsak tozu ile baharatlayın ve 7 dakika pişirin.
3. Yeşil biber ekleyin, karıştırın ve 3 dakika daha pişirin.
4. Başta yaptığınız fıstık sosu ve yeşil soğanları ekleyip karıştırın, 1 dakika daha pişirin, tabaklara paylaştırın ve servis yapın.

Zevk almak!

Beslenme:kalori 224, yağ 15, lif 1, karbonhidrat 3, protein 19

En İyi Dana Köftesi

Bu, deneyeceğiniz en iyi keto yemeklerinden biri olacak!

Hazırlama süresi: 10 dakika

Pişirme süresi: 35 dakika

Porsiyon: 6

İçindekiler:

- ½ su bardağı ekmek kırıntısı
- 1 yumurta
- Damak zevkinize göre tuz ve karabiber
- 1 ve ½ pound sığır eti, öğütülmüş
- 10 ons konserve soğan çorbası
- 1 yemek kaşığı hindistan cevizi unu
- ¼ fincan ketçap
- 3 çay kaşığı Worcestershire sosu
- ½ çay kaşığı hardal tozu
- ¼ su bardağı su

Talimatlar:

1. Bir kasede 1/3 su bardağı soğan çorbasını dana eti, tuz, karabiber, yumurta ve galeta unu ile karıştırın ve iyice karıştırın.

2. Bir tavayı orta hararetli ateşte ısıtın, dana karışımından 6 köfte şekli verin, tavaya koyun ve her iki tarafını da kızartın.
3. Bu arada bir kapta kalan çorbayı hindistan cevizi unu, su, hardal tozu, Worcestershire sosu ve ketçap ile karıştırın ve iyice karıştırın.
4. Bunu dana köftelerinin üzerine dökün, tencerenin kapağını kapatın ve ara sıra karıştırarak 20 dakika pişirin.
5. Tabaklara paylaştırıp servis yapın.

Zevk almak!

Beslenme:kalori 332, yağ 18, lif 1, karbonhidrat 7, protein 25

CPSIA information can be obtained
at www.ICGtesting.com
Printed in the USA
BVHW031153150822
644611BV00011B/602